第35回

救急救命士
国家試験問題

〔付；第34回救急救命士国家試験（追加試験）問題〕

解答・解説集

監修
山本保博
東京臨海病院病院長
日本医科大学名誉教授

へるす出版

● 解答・解説

〈第35回　p.1〉
午　　前
　A 1 ～30　：中野　公介（川口市立医療センター救命救急センター）
　A 31 ～65　：布施　　明（日本医科大学付属病院高度救命救急センター
　　　　　　　　　　　　　講師）
　A 66 ～100：冨岡　譲二（社会医療法人財団池友会福岡和白病院副院長
　　　　　　　　　　　　　／救急部長）
　A 101～127：近藤　久禎（独立行政法人国立病院機構災害医療センター）

午　　後
　B 1 ～23　：吉田　竜介（吉田クリニック院長）
　C 1 ～ 7　：田邉　晴山（救急救命東京研修所）
　D 1 ～43　：田邉　晴山

〈第34回追加試験　p.115〉
午　　前
　A 1 ～30　：佐藤　栄一（ＪＡ長野厚生連佐久総合病院救命救急センター）
　A 31 ～65　：宮内　雅人（日本医科大学付属病院高度救命救急センター
　　　　　　　　　　　　　講師）
　A 66 ～100：畝本　恭子（日本医科大学多摩永山病院救命救急センター
　　　　　　　　　　　　　講師）
　A 101～127：田邉　晴山

午　　後
　B 1 ～23　：織田　　順（東京医科大学病院救命救急センターセンター長）
　C 1 ～ 7　：南　浩一郎（救急救命東京研修所）
　D 1 ～18　：南　浩一郎
　D 19 ～43　：田邉　晴山

はじめに

　平成23年3月11日の東日本大震災では、過去に経験しなかった巨大地震と津波災害とともに原発事故が同時に発生した。この地震の震源域は、南北に500キロ、東西に200キロときわめて広範囲で、市町村集落に通じる交通網が完全に地震と津波による土砂や瓦礫で遮断されてしまった。災害現場には、空路でしか人的・物的支援が輸送できない状況に陥ってしまったことが被害をより拡大していった。また同時に、電話やインターネットなどの通信網が停電や輻湊によって停止され、情報の双方向性が不可能になったことも被災者のストレスを高め精神的負担の拡大につながった。

　さらに、東京電力福島第一原子力発電所では、地震と津波による被害で世界的にも深刻な事故であるレベル7という原子力事故になってしまった。この事故は、1986年のチェルノブイリ原子力発電所の事故以来2番目の重大事故だったという。

　この東日本大震災では、地域医療を支えてきた医師を筆頭とした医療関係者の家や診療施設が流され、指導的立場の医師会長や基幹病院長などが地域からいなくなってしまったため、災害医療コーディネーターとして対策本部での指揮命令や調整ができなくなってしまい、混乱はより大きくなってしまった。

　災害医療では、3Tsの重要性が指摘されている。DMATの主な任務もこの3Tsであり、災害現場での大量の負傷者や、避難所で救急患者が発生した場合、緊急度と重症度から治療の優先度を決定（Triage）し、応急処置（Treatment）と搬送（Transportation）を行い、全国を見据えて適切な医療機関に搬送して治療することが重要であり、救急救命士の活躍も処々で見られた。

　昨年は、全国の消防本部は東日本大震災の対応で手一杯だったが、「絆」の重要性も再認識された。諸君たちは先輩や後輩の力を結集させ、よりよい日本再生に力を尽くす覚悟で臨んでもらいたい。

　私は諸君たちの救急現場や災害現場での活躍を、諸手をあげて応援していきたい。

2012年5月

日本私立学校振興・共済事業団
東京臨海病院病院長
日本医科大学名誉教授
山 本 保 博

「救急救命士国家試験」の実施要綱等についてのお問い合せは下記までお願いいたします。
〒113-0034 東京都文京区湯島3-37-4　CIC 湯島ビル7F
一般財団法人日本救急医療財団　TEL 03(3835)0099

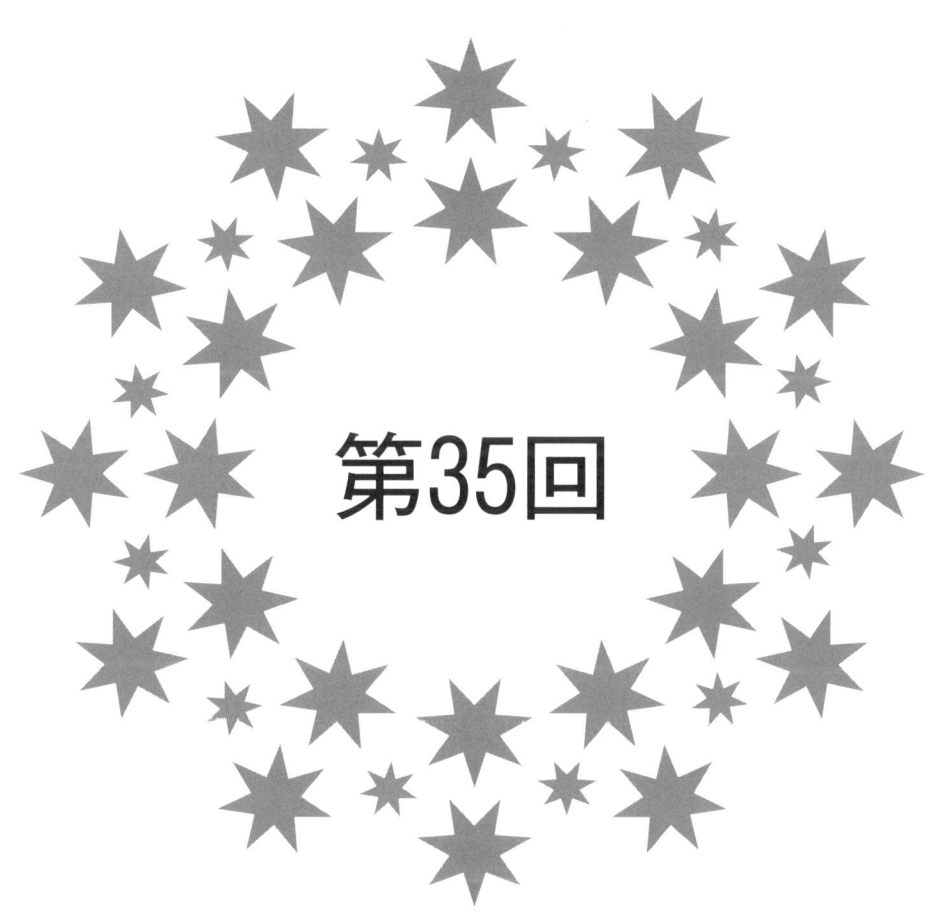

〔解答・解説〕中の「テキスト第8版①〜⑤」は『改訂第8版　救急救命士標準テキスト第1巻〜第5巻』を、「テキスト第7版」は『改訂第7版　救急救命士標準テキスト』を表す。

| 35 | 午　前 | ◎指示があるまで開かないこと。
（平成24年３月18日　９時30分～12時20分）

注　意　事　項

1．試験問題の数は127問で解答時間は正味２時間50分である。
2．解答方法は次のとおりである。
(1) 各問題には１から５までの５つの答えがあるので、そのうち質問に適した答えを（例１）では１つ、（例２）では２つ選び答案用紙に記入すること。

（例１）　101　県庁所在地はどれか。１つ選べ。
1．栃木市
2．川崎市
3．広島市
4．倉敷市
5．別府市

（例２）　102　県庁所在地はどれか。２つ選べ。
1．仙台市
2．川崎市
3．広島市
4．倉敷市
5．別府市

（例１）の正解は「３」であるから答案用紙の ③ をマークすればよい。

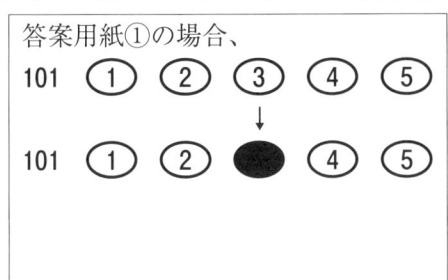
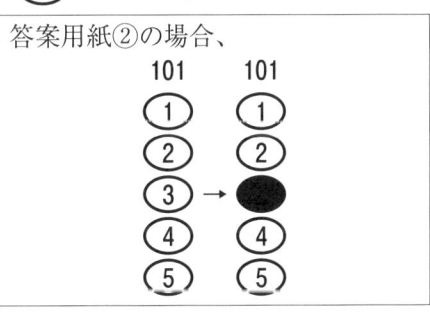

（例２）の正解は「１」と「３」であるから答案用紙の ① と ③ をマークすればよい。

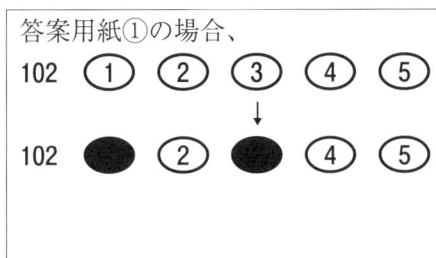
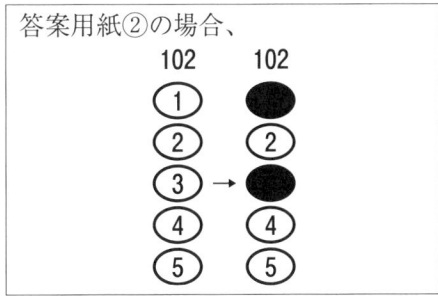

(2) ア．（例１）の質問には２つ以上解答した場合は誤りとする。
　　イ．（例２）の質問には１つ又は３つ以上解答した場合は誤りとする。

A

1 呼吸について正しいのはどれか。1つ選べ。
　1．呼吸中枢は延髄にある。
　2．吸気時胸腔内は陽圧である。
　3．SpO_2はPaO_2に正比例する。
　4．死腔とは鼻口から声門までをいう。
　5．肺活量は安静時の1回換気量である。

[解答・解説]
1．規則正しく持続的な吸気と呼気は、延髄にある呼吸中枢の働きのほか、頸動脈小体と大動脈小体にある末梢化学受容体、肺胞壁にある伸展受容器など種々の調整を受けている。　2．吸気時胸腔内圧は陰圧となる。　3．SaO_2とPaO_2には一定の関係があり、ヘモグロビン酸素解離曲線に従って平衡関係がある。　4．鼻孔から肺胞に至るまでの気道に留まる空気はガス交換に関与しない。この気道の容積分を死腔といい、約150mLである。　5．肺活量は、1回換気量と予備吸気量と予備呼気量の総和である（テキスト第8版①p.63～65）。　　1

2 回転運動を感知するのはどれか。1つ選べ。
　1．鼓　膜
　2．蝸　牛
　3．耳小骨
　4．前庭器官
　5．三半規管

　平衡感覚器は内耳にある前庭（球形嚢、卵形嚢）と三半規管からなり、各々に前庭神経が分布し、三半規管は回転加速度を感知している。
　聴覚路は外耳道、鼓膜、中耳、聴覚中枢からなる。外耳道から入った音刺激は、鼓膜で耳小骨によって増幅されて中耳に伝音し、蝸牛神経を経て聴覚中枢に伝えられる（テキスト第8版①p.53～54）。　　5

3 月経周期に関与するホルモンはどれか。1つ選べ。
　1．グルカゴン
　2．サイロキシン
　3．オキシトシン
　4．アドレナリン
　5．プロゲステロン

　性周期に関連する主たるホルモンは、脳の視床下部から分泌される性腺刺激ホルモン放出ホルモン（GnRH）、下垂体から分泌される性腺刺激ホルモンである卵胞刺激ホルモン（FSH）と黄体形成ホルモン（LH）、卵巣から分泌されるエストロゲンとプロゲステロンがあげられる（テキスト第8版①p.98）。　　5

4 棘突起の位置が左右の肩甲骨下角を結んだ線上にあるのはどれか。1つ選べ。
   1. 第7頸椎
   2. 第4胸椎
   3. 第7胸椎
   4. 第10胸椎
   5. 第1腰椎

[解答・解説]
　左右の肩甲骨下角を結んだ線は、第7胸椎の棘突起の高さに相当する（テキスト第8版① p.23）。
　　　　　　　　3

5 1分間当たりの心拍出量を増加させるのはどれか。1つ選べ。
   1. 体温の低下
   2. 心拍数の増加
   3. 胸腔内圧の上昇
   4. 循環血液量の減少
   5. 末梢血管抵抗の上昇

　心拍出量は、心臓の収縮によって1分間に駆出される血液の量をいい、前負荷、後負荷、心筋収縮力、心拍数の4つが規定因子である。心拍数が増加すると心拍出量も増加する（テキスト第8版① p.75）。
　　　　　　　　2

6 頭頂葉の障害で特徴的なのはどれか。1つ選べ。
   1. 失　禁
   2. 情動障害
   3. 同名半盲
   4. 記憶障害
   5. 左右失認

　頭頂葉の感覚野を除く部分は連合野といわれ、高度な思考・判断がなされる。この領域の障害では失行や失認といった障害が現れ、優位半球の連合野の障害では、失書、失算、手指失認・左右失認（ゲルストマン徴候）が、非優位半球の連合野の障害では、半側空間無視、着衣失行がみられる（テキスト第8版① p.36～37）。
　　　　　　　　5

7 後腹膜に固定されている臓器はどれか。2つ選べ。
   1. 胃
   2. 十二指腸
   3. 空　腸
   4. 胆　嚢
   5. 膵　臓

　後腹膜腔には、膵臓、腎臓、尿管、大血管、十二指腸、副腎が入っている（テキスト第8版① p.26）。
　　　　　　　　2、5

8 舌の前2/3の味覚に関与する神経はどれか。1つ選べ。
1．顔面神経
2．三叉神経
3．舌咽神経
4．前庭神経
5．迷走神経

[解答・解説]
舌などで受容された味覚刺激のうち、舌の前約2/3の味覚は鼓索神経から顔面神経に入り脳幹の弧束核から視床に伝達される。一方、舌の後ろ約1/3の味覚は舌咽神経から同様に伝達される。味覚中枢は頭頂葉にある（テキスト第8版① p.55〜56）。
1

9 生体の代謝について正しいのはどれか。2つ選べ。
1．解糖には酸素が必要である。
2．ビタミンCは代謝を抑制する。
3．重度外傷では酸素消費量は増加する。
4．嫌気性代謝の亢進で血中乳酸濃度が上昇する。
5．成人は安静時に1,000ml/分の酸素を消費する。

細胞内でグルコースは酸化分解を受け2分子のピルビン酸になる過程を解糖といい、この分解に伴ってエネルギーが発生し、ATPとして蓄えられる。
ショックや低酸素状態で末梢組織への酸素供給が悪くなると、嫌気性代謝が亢進し、組織や血中の乳酸が増加する（テキスト第8版① p.141〜143）。
3、4

10 思春期に変化を来すのが特徴である生理機能はどれか。1つ選べ。
1．神　経
2．呼　吸
3．循　環
4．消　化
5．生　殖

思春期は、二次性徴の出現と生殖機能の成熟が特徴である。女児は男児に比べ、2年程度思春期の始まりと終わりが早い（テキスト第8版① p.124）。5

11 心理的原因が発症に関係する疾患はどれか。1つ選べ。
1．胃潰瘍
2．胆石症
3．糖尿病
4．脳梗塞
5．白血病

ストレスや消炎鎮痛薬の服用により胃・十二指腸に潰瘍を形成し、吐血の原因となることがある（テキスト第8版③ p.192〜193）。
1

12 低張性脱水の症候はどれか。1つ選べ。
　1．徐　脈
　2．口渇感
　3．皮膚熱感
　4．意識障害
　5．口腔粘膜乾燥

[解答・解説]
　低張性脱水は、嘔吐、下痢、大量の発汗などに対する電解質を含まない水分補給、アジソン病、利尿薬の過剰投与などにより生じる。血清ナトリウムと血清浸透圧は低下し、血漿蛋白やヘマトクリット値の上昇、循環血液量の減少をきたす。低張性脱水の症候は、頻脈、口腔粘膜湿潤、皮膚冷感、意識障害などがあげられる（テキスト第8版①p.146　表2-5-1）。　　　4

13 プリオンによる感染症はどれか。1つ選べ。
　1．梅　毒
　2．破傷風
　3．百日咳
　4．白癬症
　5．ウシ海綿状脳症

　プリオンとは蛋白性感染性粒子であり、プリオンが原因で起こる疾病がプリオン病である。ウシ海綿状脳症は、餌の中に含まれたプリオンが原因で起こる疾患である（テキスト第8版①p.134～135）。　　　5

14 異状死に当てはまらないのはどれか。1つ選べ。
　1．交通事故による死亡
　2．病気を苦にした首つり自殺
　3．原因不明の物質による中毒死
　4．熱傷後の急性腎不全による死亡
　5．診察20時間後の末期癌による死亡

　異状死の定義は一般的には、1）純然たる病死以外の状況が死体に認められた場合、2）まったく死因不詳の死体、3）不自然な状況・場所などで発見された死体、のことをいう。外因死（外傷など不慮の事故による死亡）も異状死体である（テキスト第8版①p.174）。　　　5

15 外毒素により病原性を発現する細菌はどれか。2つ選べ。
　1．結核菌
　2．緑膿菌
　3．らい菌
　4．破傷風菌
　5．ボツリヌス菌

　毒素の産生能は細菌の病原性に深くかかわり、外毒素と内毒素が存在する。外毒素は細菌が毒素を産生し菌体外に分泌するものである。ジフテリア菌、破傷風菌、コレラ菌、ボツリヌス菌、病原性大腸菌（O157）などの感染症における主な傷害作用は、産生される外毒素に起因する（テキスト第8版①p.135）。　　　4、5

16 脱水で主に喪失する電解質はどれか。1つ選べ。
1．リン酸
2．カリウム
3．カルシウム
4．ナトリウム
5．マグネシウム

[解答・解説]
脱水は体内の水分が減少した状態で、程度の差はあるものの、同時に電解質（主としてナトリウム）の喪失を伴う（テキスト第8版① p.146）。

4

17 生活習慣が発症に深く関わる疾患はどれか。2つ選べ。
1．脳出血
2．心筋梗塞
3．卵巣嚢腫
4．急性虫垂炎
5．変形性股関節症

脳血管疾患や心疾患、悪性新生物、糖尿病、高血圧、高脂血症などの発症や予後には、日常の生活習慣が大きく関与しており、生活習慣病と呼ばれている（テキスト第8版① p.181）。

1、2

18 わが国の医療供給体制について正しいのはどれか。2つ選べ。
1．病院は医師法で規定されている。
2．無床診療所の数は有床診療所よりも少ない。
3．一般病床数は医療計画により設定されている。
4．欧米先進国に比べ人口あたりの病床数が少ない。
5．病院は患者を20名以上収容できる医療機関と定義されている。

1.医療を提供する医療機関は、「医療法」により規定されている。 2.医療施設調査によれば、平成20年10月現在で無床診療所は8万8千、有床診療所は1万2千である。 3.都道府県は、基準病床数に関する事項などに加え、4疾病5事業の確保に必要な事業に関する事項や、それらにかかわる医療提供体制相互の医療連携体制に関する事項などを医療計画に記載することとなっている。 4.わが国の人口あたりの病床数は欧米諸国に比べ多い。 5.病院とは、病床が20床以上の施設であり、診療所は19床以下の施設である（テキスト第8版① p.207～208）。

3、5

19 生活保護について正しいのはどれか。2つ選べ。
1．保護率は近年減少傾向にある。
2．保護の種類には介護が含まれる。
3．世帯類型では母子世帯が最も多い。
4．憲法第25条の理念に基づいている。
5．医療扶助はどの医療機関でも受けられる。

[解答・解説]
　現行の生活保護法は、憲法第25条に規定する理念に基づき行われており、すべて国民はこの法律による保護を無差別平等に受けることができる。
　生活保護受給世帯は、平成7年度以降急激に増加しており、平成16年10月には100万世帯を超えた。平成21年度の1カ月平均の被保護世帯数は127万世帯、被保護実人員は176万人と過去最高となった。
　世帯類型別でみた被保護世帯は、高齢者世帯が56万世帯ともっとも多く、次いで障害者世帯・傷病者世帯が44万世帯となっている。
　生活保護の種類は、生活、教育、住宅、医療、介護、出産、生業および葬祭の8つである。医療扶助は現物給付によって行うのが原則であり、厚生労働大臣または都道府県知事、指定都市および中核市の市長により指定された医療機関において行われる（テキスト第8版①p.211～214）。　　　2、4

20 国民健康保険に加入している者はどれか。1つ選べ。
1．35歳　農業従事者
2．45歳　市役所職員
3．55歳　船　員
4．65歳　被生活保護者
5．75歳　退職者

　わが国の医療保険は、被用者保険と国民健康保険および後期高齢者医療に大別される。
　国民健康保険は、事業者に使用される者を被保険者とする健康保険・船員保険・共済組合などに加入している勤労者以外の一般地域居住者を被保険者とする医療保険である。
　「高齢者の医療の確保に関する法律」における後期高齢者医療の受給対象者は、75歳以上の者と65歳以上75歳未満で後期高齢者医療広域連合により一定の障害状態にあると認定された者である（テキスト第8版①p.220　表3-3-2）。　　　1

21　介護保険制度について正しいのはどれか。1つ選べ。
　　1．介護保険事業計画は都道府県が策定する。
　　2．サービスの対象に65歳未満は含まれない。
　　3．要介護保険認定者には保険料の負担がない。
　　4．サービスを利用した場合の自己負担は2割である。
　　5．利用者は自らサービスの種類を選択することができる。

[解答・解説]
　介護保険制度は、保険者は市町村で、被保険者は第1号被保険者、第2号被保険者である。要介護認定は要支援1・2、要介護1～5が対象となり、介護給付（要介護者）と予防給付（要支援者）がある。介護予防、包括的支援、任意事業といった地域支援事業を行い、サービスの種類としては在宅介護、介護保険施設、介護予防サービスがある。費用負担は保険料および公費でまかなわれる（テキスト第8版① p. 221～222）。　　5

22　感染症法に基づく分類における二類感染症はどれか。1つ選べ。
　　1．結　核
　　2．コレラ
　　3．A型肝炎
　　4．細菌性赤痢
　　5．痘そう（天然痘）

　感染症法による二類感染症には、急性灰白髄炎、ジフテリア、重症急性呼吸器症候群（SARSコロナウイルスに限る）、結核、鳥インフルエンザ（H5N1）があげられる（テキスト第8版② p. 197）。　　1

23　救急救命士について正しいのはどれか。2つ選べ。
　　1．守秘義務は退職時に消滅する。
　　2．救急救命処置は業務独占にあたる。
　　3．救急救命処置録を10年間保存する義務がある。
　　4．医療機関の選定は現場の救急救命士の判断による。
　　5．裁判所の求めにより救急救命処置録は裁判資料となる。

　1.「救急救命士は、正当な理由がなく、その業務上知り得た人の秘密をもらしてはならない。救急救命士でなくなった後においても、同様とする」（救急救命士法第47条）。　2.「救急救命士でない者は、救急救命士又はこれに紛らわしい名称を使用してはならない」（同第48条）とあり、救急救命士には名称独占が許されている。　3.救急救命処置録は、「その記載の日から5年間、これを保存しなければならない」（同第46条第2項）と定められている。　4.傷病者を搬送する際、現場での救急救命士（救急隊員）による適切な医療機関選定が重要となる。　5.救急活動記録票や救急救命処置録は、検証の資料となるほか、裁判資料として使用される場合もあるため、十分な正確性と客観性が求められる（テキスト第8版② p. 37）。　　4、5

24 SpO₂値に関わらず高濃度酸素投与が必須な病態はどれか。1つ選べ。
1．脳出血
2．心房細動
3．自然気胸
4．気管支喘息
5．一酸化炭素中毒

[解答・解説]
　一酸化炭素は血液中のヘモグロビンとの親和性が高く、酸素の約250倍以上の親和力で結合し、一酸化炭素ヘモグロビンを形成する。このため、ヘモグロビンは酸素運搬ができなくなり、組織は低酸素となって臓器障害が発生する。大気中での一酸化炭素ヘモグロビンの半減期は約500分であるが、100%酸素吸入下では30〜40分である。したがって、搬送中は十分な流量で100%酸素を投与する（テキスト第8版⑤ p.152〜153）。
5

25 緊急度と重症度とがともに高いのはどれか。2つ選べ。
1．緊張性気胸
2．くも膜下出血
3．癌末期の悪液質
4．心タンポナーデ
5．脳脱を伴う心停止

　重症度・緊急度が高いと考えられる病態は、熱傷、中毒、意識障害、胸痛、呼吸困難、消化管出血、腹痛、周産期、乳幼児などがあげられる（テキスト第8版② p.78〜84）。
2、4

26 止血帯による止血法について正しいのはどれか。1つ選べ。
1．止血帯は幅が狭い方が有効である。
2．30分程度を目安に止血帯を緩める。
3．締める圧力は最高血圧より低くする。
4．下腿損傷では膝下で止血帯を使用する。
5．下肢では上肢よりも阻血時間を短くする。

　止血帯法は、四肢の体幹部を強く緊縛することによって止血する方法である。
　出血部位の中枢部に、三角巾など少なくとも3cm以上の幅の布や帯状の物を巻き付け、丈夫な棒などを利用して締め上げる。紐など幅の狭いものは組織、とくに動脈や神経の損傷をきたしやすいので用いてはならない。
　医師への引き継ぎまでに時間を要する場合は、30分程度を目安に1〜2分間止血帯を緩め、血行を再開させる（テキスト第8版② p.151）。
2

27 体温について正しいのはどれか。1つ選べ。
1．食後は低くなる。
2．早朝に高くなる。
3．加齢に伴い上昇する。
4．卵胞期は黄体期より高い。
5．鼓膜温は腋窩温より高い。

[解答・解説]
救急現場で実施可能なのは、腋窩検温法と鼓膜検温法である。部位ごとの体温を比較すると、直腸温や鼓膜温がもっとも高く、腋窩温はもっとも低い。しかし、その差は通常1℃以内である（テキスト第8版② p.58）。
5

28 顔の所見とその原因疾患の組合せで正しいのはどれか。1つ選べ。
1．鼻唇溝消失――――――脳卒中
2．満月様顔貌――――――パーキンソン病
3．仮面様顔貌――――――クッシング症候群
4．無関心な表情――――――バセドウ病
5．ヒポクラテス顔貌――――慢性関節リウマチ

1．脳卒中で末梢性顔面神経麻痺をきたすと、鼻唇溝消失を認めることがある。2．満月様顔貌は、クッシング症候群でみられる。3．仮面様顔貌は、パーキンソン病やパーキンソン症候群が疑われる。4．無関心な表情は、アジソン病の特徴である。5．ヒポクラテス顔貌は、悪性腫瘍の末期（悪液質）などでみられる（テキスト第8版② p.68）。
1

29 症候と眼の観察の組合せで正しいのはどれか。2つ選べ。
1．歯痛――――――角膜
2．黄疸――――――眼瞼結膜
3．貧血――――――眼球結膜
4．めまい――――――眼振
5．意識障害――――瞳孔

1．歯痛と角膜所見は関係ない。2．眼球結膜の黄染の程度から黄疸の有無や程度を判断する。3．眼瞼結膜の観察から、貧血や充血の有無、点状出血の程度を判断する。4．めまい時に眼振を認めることがある。5．意識障害時に瞳孔所見を観察することは重要である（テキスト第8版② p.68）。
4、5

30 止血点止血法の圧迫部位として**適切でない**のはどれか。1つ選べ。
1．手首
2．腋窩
3．鼠径部
4．膝窩
5．前脛骨部

止血点止血法は、四肢の動脈性出血で直接圧迫止血法によっても止血が困難な場合が適応となる。
止血点としては、手首（撓骨動脈と尺骨動脈）、腋窩（腋窩動脈）、上腕動脈、鼠径部（大腿動脈）、膝窩（膝窩動脈）がある（テキスト第8版② p.150）。
5

31 在宅医療に**含まれない**のはどれか。1つ選べ。
　　1．人工呼吸
　　2．腹膜透析
　　3．経管栄養
　　4．自己導尿
　　5．高気圧酸素療法

[解答・解説]
　医療法、健康保険法で、医師による指導管理を伴う一定の診療行為が「在宅医療」として認められている。テキスト第8版②p.173 表13-1で主な在宅医療の種類の中に、1）人工呼吸、2）腹膜透析、3）経管栄養、4）自己導尿が記されている。そのほかに在宅医療として認められるものとしては、酸素療法、自己注射、自己疼痛管理、内シャント、成分栄養、中心静脈栄養がある。高気圧酸素療法は減圧症の際に適応となる（テキスト第8版②p.173、⑤p.179）。　　　　　　　　5

32 心的外傷後ストレス障害〈PTSD〉で**みられない**のはどれか。1つ選べ。
　　1．不　眠
　　2．回避行動
　　3．そう状態
　　4．ひきこもり
　　5．フラッシュバック

　PTSDはトラウマによるストレス反応が遷延化して発生する慢性ストレス反応である。再体験、過覚醒、回避の大きく3つの症状がみられる。再体験にはフラッシュバックのほか、睡眠時の悪夢などがある。過覚醒には、不眠（入眠困難）のほか、周囲の変化に対する病的な神経過敏状態がある。ひきこもりも回避の症状として十分に考えられる。躁状態を示すことはPTSDではない（テキスト第8版②p.218～219）。　　　　　　　　3

33 救急救命士の処置と注意事項の組合せで**必要でない**のはどれか。1つ選べ。

1．除細動―――――清潔操作の徹底
2．気管挿管―――――カプノメータの使用
3．薬剤投与―――――使用期限の確認
4．口腔内吸引―――――感染性廃棄物の扱い
5．静脈路確保―――――リキャップの禁止

[解答・解説]
　除細動では、特別な清潔操作は必要でない。気管挿管においてはチューブの位置確認のため、エアウエイチェッカー™に続いて、カプノメータ、またはイージーキャップⅡ®を装着し、カプノメータの波形が出ていること、またはイージーキャップⅡ®の変色があることを確認する。薬剤の使用期限の記載は法律で定められており、これを過ぎているものは使用できないため、使用期限の確認が必要である。口腔内吸引物は体液に相当するため感染性廃棄物として扱う。静脈路確保時に使用した金属製内筒にキャップを付けるとリキャップ事故を起こしやすいことから、留置後の内筒にはキャップを付けず、そのまま専用容器へ廃棄する（テキスト第8版②p. 132、②p. 113～114、②p. 189、②p. 199、②p. 143）。
　　　　　　　　　　　1

34 目撃のない心静止の傷病者に対する救急救命処置で**適応とならない**のはどれか。1つ選べ。

1．胸骨圧迫
2．気管挿管
3．アドレナリン投与
4．乳酸リンゲル液を用いた静脈路確保
5．食道閉鎖式エアウエイによる気道確保

[解答・解説]
　傷病者が心停止である場合、または心停止が明らかに切迫している場合は胸骨圧迫の適応である。気管挿管の適応は、心臓機能停止状態かつ呼吸機能停止状態の傷病者のうち、「ラリンゲアルマスク、食道閉鎖式エアウエイで気道確保ができないもの」が対象であるため、目撃のない心静止の傷病者で適応となることがある。アドレナリン投与の対象者は、8歳以上の心臓機能停止状態で、次のいずれかに該当するものとなる。1）心電図モニター波形で心室細動または無脈性心室頻拍または無脈性電気活動（PEA）を呈する例（目撃者の有無を問わない）、2）心電図モニター波形で心静止を呈し、かつ目撃者のある例、である。すなわち、目撃のない心静止の傷病者にアドレナリン投与は適応とならない。乳酸リンゲル液を用いた静脈路確保は心臓機能停止状態または呼吸機能停止状態のいずれか、または両方の傷病者が適応となる。食道閉鎖式エアウエイは心臓機能停止または呼吸機能停止の状態で適応となる（テキスト第8版②p.134、②p.105〜106、②p.143〜144、②p.137、②p.86）。

3

35 直接的メディカルコントロールに該当するのはどれか。1つ選べ。
1．指令職員の教育
2．救急活動記録の評価
3．プロトコールの改正
4．急変事態に対する助言
5．救急隊員の教育カリキュラムの作成

[解答・解説]
メディカルコントロールは直接的と間接的の2つに大別される。直接的メディカルコントロールは、医療機関または消防本部などの医師が電話、無線などにより救急現場または搬送途上の救急隊員と医療情報の交換を行い、救急隊員に対して処置に関する指示、指導あるいは助言などを与えること、または救急現場において救急隊員に直接口頭で指示、指導あるいは助言などを行うことを意味し、「4.急変事態に対する助言」がこれにあたる。「1.指令職員の教育」、「5.救急隊員の教育カリキュラムの作成」は前向き（事前）の間接的メディカルコントロールであり、「2.救急活動記録の評価」、「3.プロトコールの改正」は後ろ向き（事後）の間接的メディカルコントロールに該当する（テキスト第8版② p.17）。
4

36 傷病者や家族に接するときに大切なことはどれか。1つ選べ。
1．予後を説明する。
2．一方的に質問を行う。
3．専門用語を使用しない。
4．処置を行う際に家族を遠ざける。
5．無言のままで手早く処置を行う。

傷病者や家族に接する際に、予後が重篤であると予想されたり、不明の場合もあるので、不確かな意見や軽率な重症度予測を伝えないほうがよい。質問はいたわりの気持ちをこめ、相手が安心できるように留意する。専門用語を使用しないように留意して、簡潔に具体的に伝える。処置を行う際は処置内容をわかりやすく伝え、症状の変化も傷病者や家族が理解できるように説明する。無言のままで、手早く処置してしまうと、傷病者や家族の不安は助長されるため避ける（テキスト第8版② p.213～215）。
3

37 放射線被曝後1時間以内に出現する症状で重症化を示唆するのはどれか。1つ選べ。
 1．口 渇
 2．脱 毛
 3．嘔 吐
 4．口内炎
 5．皮膚水疱

[解答・解説]
 被爆後（事故発生後）1時間以内の傷病者に悪心・嘔吐や2時間以内の発熱、そのほか明確な頭痛の発症、下痢の発症などが確認されれば致死的な高線量被曝の可能性が高い（テキスト第8版②p.211）。
　　　　　　　　　　3

38 胸骨圧迫について正しいのはどれか。2つ選べ。
 1．圧迫のテンポは80回/分である。
 2．圧迫と解除の比率は1対2である。
 3．圧迫と人工呼吸の比率は5対1である。
 4．圧迫部位の目安は成人と乳児とで異なる。
 5．脈拍の触知に確信が持てなければ圧迫を開始する。

 胸骨圧迫のテンポは少なくとも100回/分である。圧迫と解除時間の比は1：1を目標とする。胸骨圧迫と人工呼吸の比は30：2とする。圧迫部位は成人では胸骨の下半分であり、乳児では両乳頭を結ぶ線の中点の少し足側とする。一刻も早い心肺蘇生が重要であるため、脈拍が触知できない場合は心停止と判断し圧迫を開始する（テキスト第8版③p.72、③p.89、②p.134～136）。
　　　　　　　　　　4、5

39 救急隊員が行う観察項目とその方法の組合せで正しいのはどれか。2つ選べ。
 1．意 識―――皮膚を強くつねる。
 2．呼 吸―――胸腹部の動きをみる。
 3．脈 拍―――心電図モニターをみる。
 4．四 肢―――バレー徴候をみる。
 5．出 血―――創の中を観察する。

 意識レベルの評価として、JCSやGCSでは痛み刺激を加えるが、皮膚を強くつねる方法はとらない。呼吸の型には胸式呼吸と腹式呼吸があり、普通は両者が混在しているため、胸腹部の動きをみる。脈拍は動脈圧変化を身体の表面近くを走る動脈で拍動として触れるものである。軽度の片麻痺の有無をみるには上下肢のバレー徴候を調べるのがよい。出血の場合、外出血の観察においては、体表の活動性出血（動脈・静脈を問わず出血の持続を意味するもので、拍動性あるいは動脈性に限局されるものではない）の有無の確認が重要である（テキスト第8版②p.58～59、②p.53、②p.55、②p.62、③p.33）。
　　　　　　　　　　2、4

40 検査と並行して直接治療を行うことのできるのはどれか。2つ選べ。
1．肺機能検査
2．超音波検査
3．血管造影検査
4．12誘導心電図検査
5．RI（ラジオアイソトープ）検査

[解答・解説]
　肺機能検査は肺から出入りする空気の量を普通の呼吸や深呼吸をして測定する検査のことで、スパイロメトリという。超音波検査は超音波出力端子で体表から生体内を走査し、返ってくる反射波（エコー）により画像を描出する。これをガイドに穿刺やドレナージなどの治療を行うことがある。血管造影検査は、出血や血管の異常を確認するために行われ、同時に血管の狭窄解除、異常血管や出血部位の塞栓、抗癌薬などの薬剤投与などカテーテルを用いた治療も行われることがある。12誘導心電図は不整脈や心筋の異常（心筋梗塞、心筋虚血、心筋肥大など）を検索するのが主な目的である。RI（ラジオアイソトープ）検査は放射線同位元素を体内に取り込み、放射される放射線をシンチカメラでとらえて画像化する検査である（テキスト第8版② p.193〜195）。　　**2、3**

41 出血を助長する薬剤はどれか。2つ選べ。
1．アスピリン
2．テオフィリン
3．ワルファリン
4．シルデナフィル
5．ニトログリセリン

　アスピリンは抗血小板作用があり、出血傾向がある。テオフィリンは気管支拡張薬として気管支喘息などの気管支攣縮状態に対する対症療法として用いられる。ワルファリンは経口用抗凝固薬で血栓の進行防止、予防・再発防止に用いられる。出血は助長される。シルデナフィルは勃起不全を適応とする内服薬であり、副作用としては高血圧、動悸、顔面紅潮、頭痛、めまいなどがある。ニトログリセリンは冠血管拡張作用をもつ硝酸薬の代表である。副作用としては血圧低下、頭痛、顔面紅潮、めまい、頻脈、メトヘモグロビン血症などがある（テキスト第8版② p.187〜188）。　　**1、3**

42　在宅の中心静脈栄養カテーテルのトラブルとその処置について**誤っている**のはどれか。1つ選べ。
1．かかりつけの医療機関に連絡する。
2．抜去されたカテーテルは医療機関へ持参する。
3．閉塞している場合はカテーテルを抜去して搬送する。
4．切断されている場合は患者側切断端をクランプして搬送する。
5．偶発的抜去時には清潔なガーゼで刺入部を圧迫して搬送する。

[解答・解説]
　在宅の中心静脈栄養カテーテルのトラブルと処置においては、かかりつけ医へ搬送することが原則である。抜去されたカテーテルは必ず医療機関に持参し、カテーテルが途中で切れていないことを確認してもらう。閉塞している場合には、そのまま搬送する。切断されている場合は空気塞栓をきたす可能性があるので、直ちにカテーテルをクランプする。偶発的抜去時には感染の危険性があるため、清潔なガーゼでしっかりと圧迫して搬送する(テキスト第8版② p.176)。　　　3

43　救命救急センターが二次救急医療機関に加えて満たすべき項目はどれか。1つ選べ。
1．傷病者の搬入に適した構造を有すること
2．救急医療を行うために必要な医療機器を有すること
3．医療従事者に対して必要な研修を行う体制を有すること
4．救急患者の受け入れに対応できる医師を確保していること
5．救急医療を要する傷病者を優先的に収容できる病床を有すること

　救命救急センターは医療計画で第三次救急医療機関と位置づけられた病院で、次の基準を満たすことが求められている。1）重篤な救急患者を、常に必ず受け入れることができる体制をとること。2）ICU、CCUなどを備え、常時、重篤な患者に対し高度な治療が可能なこと。3）医療従事者（医師、看護師、救急救命士など）に対し、必要な研修を行う体制を有すること。すなわち「重篤な」患者の受け入れ体制と「高度な」治療の提供、そして研修体制があげられているため、3.が正解である(テキスト第8版② p.11)。　　　3

44　喉頭鏡挿入時のBURP法の手技に含まれるのはどれか。1つ選べ。
1．甲状軟骨を左へ圧排する。
2．甲状軟骨を背側へ圧排する。
3．甲状軟骨を足側へ押し下げる。
4．輪状軟骨を背側へ圧迫する。
5．輪状軟骨を頭側へ引き上げる。

　"BURP法"は喉頭鏡を把持していないほうの手指で甲状軟骨を、Backwards（背側）、Upwards（頭側）、Rightwards（右方）、にPressure（圧迫）する。輪状軟骨ではない(テキスト第8版② p.111)。　　　2

45 総務省消防庁による蘇生統計において「目撃なし」の心肺停止傷病者に分類されるのはどれか。2つ選べ。

1. 首を吊っている状態で発見された場合
2. 通報後に急変して心停止となった場合
3. 交通事故の目撃者からの通報である場合
4. 通報者が物音を聞きすぐに駆けつけると倒れていた場合
5. 添い寝の母親が目覚めたときに乳児が心停止となっていた場合

[解答・解説]
　市民による、心肺機能停止の瞬間を「目撃、または音を聞いた」に該当する例は、1）家族の目前で「倒れた」、「ぐったりした」など、また、物音を聞いてすぐに駆けつけたところ倒れていた場合、2）交通事故などの目撃者からの通報で、救急隊到着時には心肺機能停止状態であった場合、3）通報時、通報者が生存を確認できたが、救急隊到着時には心肺機能停止状態であった場合、である。首を吊っている状態で発見された場合や添い寝の母親が目覚めたときに乳児が心停止となっていた場合は目撃なしとされる（テキスト第8版③ p.58）。
　　　　　　　　　　1、5

46 不随意運動で**ない**のはどれか。1つ選べ。

1. 振　戦
2. テタニー
3. 酩酊歩行
4. ジストニア
5. ジスキネジー

　不随意運動は意図しないで生じる、あるいは意図しても止めることのできない異常運動である。代表的なものは大脳基底核の病変で起こり、錐体外路系の障害によるものである。不随意運動の種類としては、振戦、舞踏運動、アテトーゼ、ジストニア、ジスキネジー、バリスムス、テタニーがある。酩酊歩行は運動失調であり不随意運動ではない（テキスト第8版③ p.145～146）。
　　　　　　　　　　3

47 エピペン®の使用方法について正しいのはどれか。2つ選べ。

1. 衣服の上からは使用できない。
2. 注射後は注射した部位を数秒間もむ。
3. 大腿の前外側に30度の角度で押し当てる。
4. 注射器内に残った薬液はもう一度注射する。
5. 使用済みの注射器は針先側からケースに戻す。

[解答・解説]
　エピペン®は緊急の度合いに応じて衣服の上からでも注射は可能である。注射後は、針が出たエピペン®を抜き取り、注射した部位を数秒間揉む。針が出る黒い先端部分に指や手を当てることなく、傷病者の太ももの前外側の皮膚に、直角（90°）に強く押しつけて注射液が確実に出るよう、強く押したまま5秒間保持する。投与後は、エピペン®の薬液の大部分が注射器内に残るが、針が出ていれば、一定量のアドレナリンが投与されているので問題はない。なお、同じ注射器からの再投与はできない。救急救命士が使用した場合は針刺しを避けるため、リキャップをすることなく廃棄ボックスに廃棄するが、傷病者本人が使用する場合、使用済みの注射器は針先側から携帯用ケースに戻し、カバーキャップを回しながら押し込む（http://www.info.pmda.go.jp/downfiles/ph/GUI/780055_245140AG1029_1_02G.pdf　参照）（テキスト第8版② p.145〜147）。

2、5

48 自動体外式除細動器〈AED〉の使用について正しいのはどれか。1つ選べ。

　1．心拍が再開しても電源を切らない。
　2．心電図の解析中も胸骨圧迫は中断しない。
　3．電気ショックの直後に呼吸の確認を行う。
　4．女性は胸をはだけずにパッドを貼付する。
　5．小学校高学年の児童には小児用パッドを使用する。

[解答・解説]
　心拍が再開しても傷病者の状態が変化する可能性もあるため、電源は切らずにおく。心電図の解析中は、胸骨圧迫を中断し傷病者から離れる。傷病者に触れていると、振動などの影響で心電図にアーチファクトが混入し正しい解析ができない可能性がある。電気ショック実施後は速やかに胸骨圧迫を再開し、以後胸骨圧迫約2分おきに心電図波形のチェックを行い、必要に応じて解析・電気ショックを行う。男性、女性を問わず電極パッドの貼付部位を確認し、しっかり皮膚に密着させる。未就学（小学校入学前）の小児および乳児に対しては、小児用パッドを使用するか、あるいは小児用モードに切り替えて実施するが、小学校高学年の児童ではその限りではない（テキスト第8版② p.126～133）。　**1**

49 成人の胸骨圧迫心臓マッサージで適切に行われていると判断されるのはどれか。2つ選べ。

　1．胸骨の上半分を圧迫している。
　2．胸が3cm沈む程度圧迫している。
　3．110回/分のテンポで圧迫している。
　4．圧迫解除時に胸郭が元に戻っている。
　5．人工呼吸による中断時間が20秒である。

　胸骨の圧迫部位は、すべての傷病者において「胸骨の下半分」である。圧迫する強さは胸壁が少なくとも5cm沈むくらいで、1分間に少なくとも100回のテンポで胸骨圧迫を継続するので、110回/分のテンポは適切に行われていると判断される。さらに毎回の胸骨圧迫の後では、胸壁が完全に元の位置に戻るように圧迫を解除することが、胸腔内により多くの血液を還流させ胸骨圧迫の効果を高めるうえで重要になる。人工呼吸のために胸骨圧迫を10秒以上中断しないようにする（テキスト第8版③ p.72、② p.133～137）。　**3、4**

50 胸骨圧迫中に投与するアドレナリンの作用機序として期待されるのはどれか。1つ選べ。
1．血糖上昇
2．心拍数増加
3．気管支拡張
4．冠血流増加
5．心収縮力増強

[解答・解説]
　心停止時における第一選択薬として使用されるアドレナリン（エピネフリン）はα、β受容体を刺激するカテコラミンであり、そのα作用により末梢血管が収縮する。投与後、きわめて即効的に心血管系に作用し、冠血流を増加させることから、胸骨圧迫と相加的に働いて心拍再開を改善する効果が証明されている（テキスト第8版② p.143）。
4

51 喀血について正しいのはどれか。1つ選べ。
1．嗄声を伴う。
2．色調は暗赤色である。
3．酸素化には影響しない。
4．気管支動脈からの出血が多い。
5．死亡の原因は出血性ショックである。

　嗄声は一側の反回神経麻痺で生じ、大動脈瘤、縦隔腫瘍、頭部外傷、多発神経炎、重金属中毒で認められ、喀血に特有の所見ではない。喀血では排泄されたものは鮮紅色で、咳込んだときに排出され、その性状は泡沫状の痰で、肺や心疾患を指摘された傷病者からのものであることが多い。喀血は気道の障害であり、低酸素症を予防するために気道の確保と酸素投与は必須のものである。喀血の頻度の高いものとしては気管支拡張症、肺結核、肺腫瘍、急性・慢性気管支炎、左心不全、胸部外傷などがあり、気管支拡張症で大量の喀血は気管支動脈からのものが多い。喀血で死に至る原因は、主に窒息と循環血液量減少性ショックの2つであり、医療機関での治療の原則は、止血処置と気道の確保であり、低酸素血症を予防することが基本である（テキスト第8版③ p.148、③ p.191〜192、③ p.194）。
4

52 高体温を呈することが特徴の意識障害の原因はどれか。2つ選べ。
1．尿毒症
2．睡眠薬中毒
3．覚醒剤中毒
4．悪性症候群
5．糖尿病性昏睡

[解答・解説]
　高体温を呈する意識障害で代表的なものは、意識障害発症前から続く高熱として、重症感染症、敗血症、髄膜炎があり、意識障害発症以後の高熱としては脳幹部体温調節中枢の障害がある。行動異常を伴う高熱としては覚醒剤中毒がある。一般に薬物中毒は体温が低下することが多い。尿毒症、糖尿病性昏睡は高体温が特徴的ではない。悪性症候群の診断基準の大症状として高体温が入っており、小症状に意識の変容（不穏、混迷状態、昏睡）がある（テキスト第8版③ p. 50、④ p. 66、① p. 144、③ p. 139）。　　　3、4

53 血栓症との関係が疑われる常用薬はどれか。1つ選べ。
1．下　剤
2．降圧薬
3．鎮痛薬
4．抗潰瘍薬
5．経口避妊薬

　経口避妊薬は黄体ホルモンと卵巣ホルモンの配合剤であり、排卵を抑制し、避妊の効果が得られるが、血栓症が重大な副作用としてあげられる。下剤では、脱水、低カリウム血症に注意する。降圧薬の副作用としては徐脈、低血圧、頻脈がある。鎮痛薬の副作用としては胃腸障害が多い。抗潰瘍薬の副作用としては、頭痛、めまい、AST、ALT、ガストリンの上昇などがある（テキスト第8版② p. 187～188、④ p. 27）。　　　5

54 心室細動の原因疾患として多いのはどれか。1つ選べ。
1．肺血栓塞栓症
2．労作性狭心症
3．急性冠症候群
4．心タンポナーデ
5．急性大動脈解離

　心室細動は心室が無秩序に興奮し、心電図ではP波、QRS波、T波いずれも認められない、最重症の不整脈で血液駆出が消失しており、直ちに対応しないと致死的である。虚血性心疾患（心筋梗塞）のほか、各種の器質的心疾患やQT延長症候群などが原因であることが多い（テキスト第8版③ p. 180）。　　　3

55 気管内チューブの先端位置確認の目的で**用いられない**のはどれか。1つ選べ。

1. 聴診器
2. カプノメータ
3. スタイレット
4. イージーキャップⅡ®
5. エアウエイチェッカー®

[解答・解説]
　気管内チューブ挿入後、エアウエイチェッカー™を圧縮して気管内チューブに接続、4秒以内に再膨張するのを確認する。エアウエイチェッカー™の確認に続いて、カプノメータ、または、イージーキャップⅡ®を装着し、胸部の視診と聴診器による聴診を素早く行う。カプノメータの波形が出ていること、またはイージーキャップⅡ®の変色があることを確認する。以上すべての確認ができれば、深さを確認して気管内チューブを固定する。スタイレットは気管内チューブが挿入しやすい形状を保つために用いられる（テキスト第8版② p.113〜114）。　　3

56 反跳痛を来す病態はどれか。1つ選べ。

1. 腹筋の障害
2. 腹膜の炎症
3. 尿管の閉塞
4. 肝臓の炎症
5. 腸の通過障害

　反跳痛（ブルンベルグ徴候）は手でゆっくり腹部を圧迫して、急に手を放すと局所に押したときより強い痛みを訴えるもので、この所見があると腹膜炎などで重症であることが多い（テキスト第8版③ p.116）。　2

57 神経細胞への酸素供給が不足するために意識障害を来すのはどれか。1つ選べ。

 1．肝性昏睡
 2．睡眠薬中毒
 3．一酸化炭素中毒
 4．CO_2ナルコーシス
 5．インスリン過剰投与

[解答・解説]
　一酸化炭素は血液中のヘモグロビンとの親和性が高く、酸素の約250倍以上の親和力で結合し、一酸化炭素ヘモグロビン（CO-Hb）を形成する。このためヘモグロビンは酸素の運搬ができなくなり、組織は低酸素となって臓器障害が発生する。肝性昏睡では、さまざまな有害な代謝産物が血中に蓄積し、神経活動を抑制し、意識障害を発現させる。睡眠薬中毒も薬物が神経細胞の活動を抑制する。CO_2ナルコーシスでは換気不全が進行し、$PaCO_2$が上昇することによって、二酸化炭素の麻酔作用により意識障害を呈する。インスリン過剰投与では、血中のエネルギー源（グルコース）が不足することにより意識障害が発現する（テキスト第8版⑤p.152、③p.40～41、④p.23）。

3

58 脈拍数の減少を特徴とするショックの原因となるのはどれか。1つ選べ。

 1．熱中症
 2．頸髄損傷
 3．ハチ刺傷
 4．腎盂腎炎
 5．心嚢液貯留

　頸髄損傷では末梢血管が拡張し血圧が低下する神経原性ショックを起こす場合があり、心拍数が減少しているのが特徴である。熱中症の場合、重症度により脈拍数はさまざまとなる。ハチ刺傷は全身皮膚の発赤や紅斑、呼吸困難症状、気道狭窄症状、ショック症状が特徴的である。腎盂腎炎では悪寒・戦慄を伴った突然の発熱（高熱）と腰痛、側腹部痛で発症し、敗血症性ショックへ進展することもある。心嚢液貯留により心タンポナーデになった場合、呼吸困難、チアノーゼ、頻脈、ショックを呈する（テキスト第8版⑤p.62、⑤p.166、⑤p.139、④p.69、④p.42）。

2

59 救急救命士による静脈路確保の主たる目的はどれか。1つ選べ。
1．低血糖への処置
2．薬剤投与の準備
3．カリウムの補充
4．循環血液量の増加
5．アシドーシスの補正

[解答・解説]
　救急救命士が行う静脈路確保の目的は輸液や薬剤の静脈内投与であり、心臓機能停止状態または呼吸機能停止状態のいずれか、または両方の傷病者が適応となる。低血糖への処置、カリウムの補充、循環血液量の増加、アシドーシスの補正は主たる目的ではない（テキスト第8版②p.137）。
2

60 発熱の程度が微熱にとどまる疾患はどれか。1つ選べ。
1．胆嚢炎
2．肺結核
3．腎盂腎炎
4．突発性発疹
5．インフルエンザ

　胆嚢炎の症状では、シャルコーの三徴が有名で、1）悪寒戦慄を伴う高熱、2）右上腹部痛、3）黄疸である。肺結核の多くは慢性的経過をたどり、発症時には持続する咳や微熱、血痰などの症状を呈する。腎盂腎炎では悪寒戦慄を伴った突然の発熱（高熱）と腰痛、側腹部痛で発症する。突発性発疹は高熱と解熱後の発疹が特徴的な疾患である。インフルエンザは、飛沫により感染し、1～2日の潜伏期を経て発熱（38～40℃の高熱）、頭痛、筋肉痛、倦怠感、鼻汁、咳などの症状を呈する（テキスト第8版④p.62、④p.116、④p.69、④p.140、④p.115）。
2

61 救急隊員による小児・乳児への心肺蘇生で適切なのはどれか。2つ選べ。
1. 胸骨圧迫のテンポは150/分程度とする。
2. 乳児の胸骨圧迫は片手の手掌基部で行う。
3. 胸骨圧迫は胸郭の1/3が沈む程度とする。
4. 二人法では胸骨圧迫と人工呼吸を30対2で行う。
5. 人工呼吸を行っても脈拍が60/分未満でチアノーゼがあれば胸骨圧迫を始める。

[解答・解説]
　小児・乳児の胸骨圧迫については、成人と同様、少なくとも100回/分のテンポで行うが、150回/分は早すぎる。乳児の胸骨圧迫は1人で行う場合、2本の指で、2人以上で行う場合は「胸郭包み込み両母指圧迫法」が推奨されている。深さについては胸の厚さの約1/3が沈むくらいとする。二人法では、胸骨圧迫と人工呼吸の比は15：2で行う。小児・乳児では、心拍数が60/分未満で循環不全があり、人工呼吸によっても改善しない場合にも胸骨圧迫の適応となる（テキスト第8版②p.134～135）。
　　　　　　　　　　3、5

62 動悸のみを訴える傷病者で急変する可能性が高い不整脈はどれか。1つ選べ。
1. 上室性頻拍
2. 発作性心房細動
3. 上室性期外収縮
4. 心室性期外収縮
5. 完全房室ブロック

　上室性頻拍では、急激に動悸症状が出現し、「ドキドキする」などと訴えることが多い。発作性心房細動では、さらに「脈が大きくなったり小さくなったりする」などの訴えが加わることがある。脈拍欠損が認められることがある。期外収縮は上室性と心室性に分けられる。R on T型やショートラン型では心室細動に移行することがあるので注意を要する。完全房室ブロックは徐脈となるが、動悸を訴えることがあり、急激に心拍出量が減少し、脳虚血の結果、失神をきたすことがある。反復してみられることも多く、これをアダムス-ストークス症候群と呼ぶ（テキスト第8版③p.176～178、④p.34）。
　　　　　　　　　　5

63 胸痛の特徴と疾患の組合せで正しいのはどれか。2つ選べ。
1．体動で増強――――狭心症
2．呼吸で変化――――心膜炎
3．早朝に出現――――肋骨骨折
4．圧痛の存在――――自然気胸
5．部位の移動――――急性大動脈解離

[解答・解説]
　狭心症（労作時）は、運動時・食後・ストレス・寒冷曝露時などに生じる。心膜炎は呼吸、咳、体位（仰臥位）により増強し、坐位前屈位で軽減することが多い。肋骨骨折は骨折部を中心とする痛みで、深呼吸や咳嗽などの体動時に増強する。自然気胸では限局性の鋭い痛みが突発的に生じる。急性大動脈解離は胸骨下～背部～腹部～下肢に移動性の持続性激痛を生じることが特徴的である（テキスト第8版③ p.109～110、⑤ p.68）。

2、5

64 糖尿病性ケトアシドーシスでみられる呼吸パターンはどれか。1つ選べ。

1．A
2．B
3．C
4．D
5．E

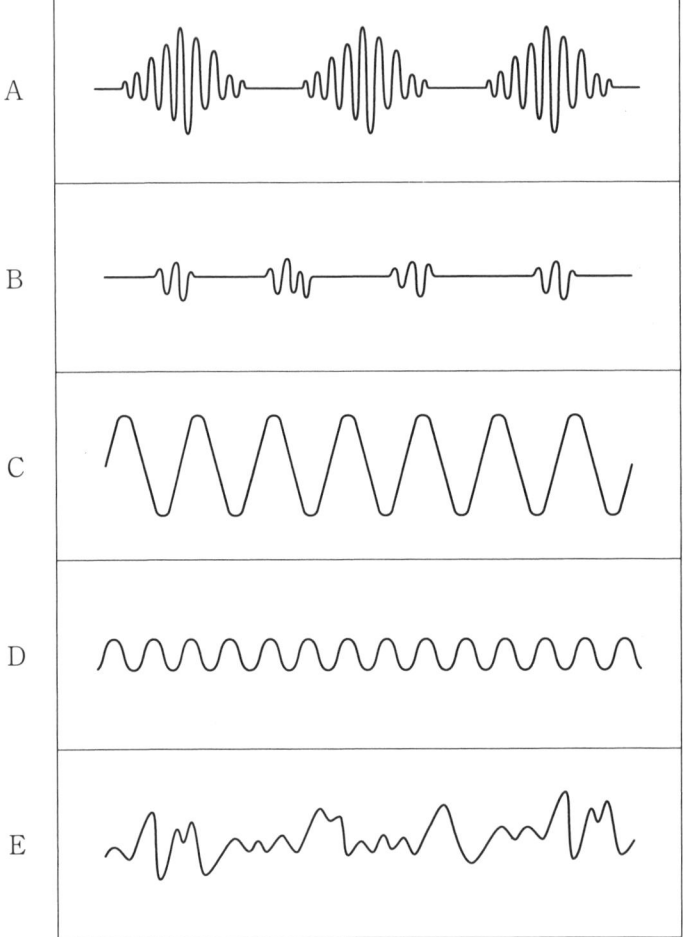

［解答・解説］
Aはチェーン-ストークス呼吸で間脳が障害されたときに起きる。Bは呼気休止性呼吸で橋の障害で起きる。Cはクスマウル呼吸で糖尿病性昏睡などの代謝性アシドーシスで起きる。Dの浅く頻回な呼吸、Eの失調性呼吸は橋下部〜延髄上部の障害で起こる（テキスト第8版③p. 46、③p. 50）。　　3

65 鼻出血を来す部位で頻度が高いのはどれか。1つ選べ。

1. A
2. B
3. C
4. D
5. E

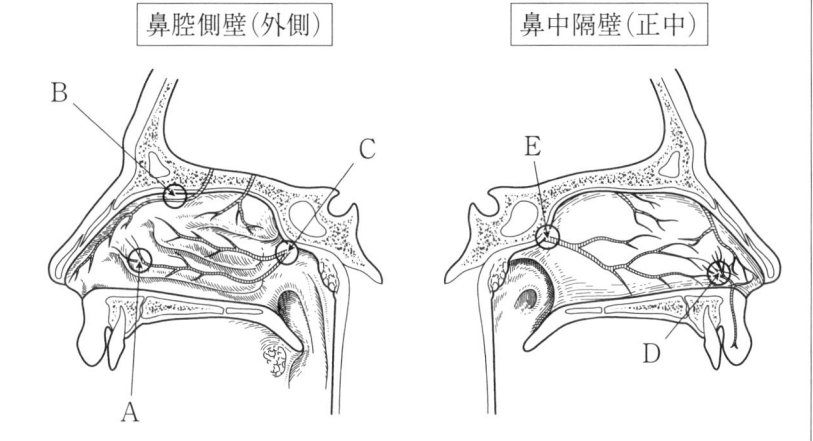

鼻腔側壁(外側)　　鼻中隔壁(正中)

[解答・解説]
鼻出血の起こりやすい部位は鼻の穴から指先が届く付近にあるキーゼルバッハ部位(D)で、この部位は血管が透けてみえるほど粘膜が薄く、ごくわずかな傷でも容易に出血する。Aは蝶口蓋動脈の枝、Bは上鼻出血部位、Cは後鼻出血部位、Eは蝶口蓋動脈である(テキスト第8版③ p.204～205)。　　4

66 臍より尾側の感覚異常を示す脊髄分節レベルはどれか。1つ選べ。

1. 第4胸髄
2. 第7胸髄
3. 第10胸髄
4. 第1腰髄
5. 第3腰髄

皮膚の分節状神経支配の図はテキスト第8版③ p.153 図16-2参照。脊髄損傷の部位を知るためには、この神経支配図は重要であるが、病院前では大まかに「乳頭の高さ＝第4胸髄、臍の高さ＝第10胸髄、鼠径部の高さ＝第1腰髄」と覚えておけば十分である。　　3

67 高齢者で初発した痙攣の原因として多いのはどれか。1つ選べ。

1. 髄膜炎
2. 薬物中毒
3. 遺伝性疾患
4. 脳血管障害
5. 本態性てんかん

テキスト第8版③ p.133 表13-5ならびに表13-6参照。中年以降で初発するてんかんは、症候性(脳になんらかの器質的異常があって起こるもの)が多い。とくに高齢者の場合、既存の脳血管障害に伴って起こるてんかんがよくみられる。　　4

68 無痛性急性心筋梗塞に関連する要素はどれか。1つ選べ。
1. 喫煙
2. 飲酒
3. 肥満
4. 再発
5. 高齢

[解答・解説]
テキスト第8版④ p.40右段「(2)症状」参照。心筋梗塞患者の約80％は激しい胸痛を訴えるが、高齢者や糖尿病を合併した女性患者などでは、痛みを訴えない場合もあり、注意が必要である（85歳以上の心筋梗塞では15〜70％が無痛性とするデータもある）。　　　　　5

69 拍動性の頭痛を特徴とするのはどれか。2つ選べ。
1. 片頭痛
2. 緑内障
3. 群発頭痛
4. 三叉神経痛
5. くも膜下出血

テキスト第8版③ p.98右段「頭痛の性質と程度」参照。拍動性頭痛は血管性の原因がある場合にみられ、片頭痛、群発頭痛、発熱、高血圧などで特徴的である。緑内障は眼痛を伴い、くも膜下出血は多くは嘔気・嘔吐を伴う。三叉神経痛は、三叉神経領域の、多くは片側の痛みである。群発頭痛はまれな疾患であるが、酸素吸入で劇的に改善することがある。　1、3

70 激しい嘔吐が原因で吐血を来す疾患はどれか。1つ選べ。
1. 食道炎
2. 食道静脈瘤
3. 十二指腸潰瘍
4. 急性胃粘膜病変
5. マロリー・ワイス症候群

テキスト第8版④ p.55参照。飲酒後の激しい嘔吐などの後に起こる食道胃接合部の裂創からの出血をマロリー–ワイス症候群と呼ぶ。ほとんどの場合、保存的治療で軽快する。食道炎は吐血はまれである。食道静脈瘤、十二指腸潰瘍、急性胃粘膜病変のいずれも吐血の可能性はあるが、嘔吐が激しいわけではない。
5

71 くも膜下出血について正しいのはどれか。2つ選べ。
1. 肺水腫を呈する。
2. 頭痛は徐々に増強する。
3. 項部硬直は発症直後に強い。
4. 脳動静脈奇形の破裂によることが多い。
5. 搬送途上での心停止は再出血によることが多い。

テキスト第8版④ p.9以下参照。くも膜下出血では、発症直後にストレスにより大量のカテコラミンが分泌され、結果的に異常高血圧や肺水腫、たこつぼ型心筋症などがみられることがある。また、原因のほとんどは脳動脈瘤である。頭痛は突発することがほとんどであるが、項部硬直は発症直後には必ずしも典型的ではない。再破裂は死亡のリスクが高い。　1、5

72　狭心症について正しいのはどれか。2つ選べ。
　　1．狭心痛には圧痛点がある。
　　2．狭心痛は呼吸の影響を受ける。
　　3．冠攣縮性狭心症は日中労作時に生じる。
　　4．冠攣縮性狭心症は突然死の原因になる。
　　5．不安定狭心症は急性冠症候群に含まれる。

[解答・解説]
　テキスト第8版④ p.39以下参照。狭心症は、冠動脈がなんらかの原因で狭窄し、その結果心筋への酸素消費が不足するために胸痛をきたす。このため、圧痛や、呼吸に関連した痛みはない。冠攣縮性狭心症は安静時に起こることが多く、突然死を起こすこともある。急性冠症候群には、不安定狭心症と急性心筋梗塞が含まれる。　4、5

73　突然に発症する疾患はどれか。2つ選べ。
　　1．肺　炎
　　2．肺気腫
　　3．自然気胸
　　4．肺線維症
　　5．肺血栓塞栓症

　テキスト第8版④ p.22以下を参照。自然気胸は気腫性囊胞（ブラ）の破裂によって起こるものがほとんどである。肺血栓塞栓症は、下肢や骨盤の静脈で形成された血栓が肺静脈に詰まることで起こる。肺炎のほとんどは感染症で、感染が成立して発生するが、化学物質の吸入など特殊な場合には突然発症することがないとはいえない。　3、5

74　肺炎について正しいのはどれか。2つ選べ。
　　1．院内肺炎の原因菌は肺炎球菌が多い。
　　2．誤嚥性肺炎は高齢者に起こることが多い。
　　3．誤嚥性肺炎は誤嚥直後から強い炎症症状を伴う。
　　4．わが国においては肺炎による死亡は増加している。
　　5．市中肺炎の原因菌で最も多いのはマイコプラズマである。

　テキスト第8版④ p.26〜27参照。厚生労働省の人口動態統計によれば、肺炎の死亡者数は近年増加傾向にある。誤嚥性肺炎は、咽頭反射の衰えた高齢者に多い。誤嚥性肺炎では、誤嚥後数時間してから炎症所見が現れてくることが多い。　2、4

75　脳梗塞の初発症状としてまれなのはどれか。1つ選べ。
　　1．顔が歪む。
　　2．両足がしびれる。
　　3．箸が持てなくなる。
　　4．物が見えにくくなる。
　　5．ろれつが回らなくなる。

　テキスト第8版④ p.12〜13参照。最近、脳梗塞に対して、超早期の血栓溶解療法を行える施設が増えているため、脳梗塞を疑う所見は見逃さないようにする必要がある。正確な評価にはシンシナティ病院前脳卒中スケールなどを用いて評価する。視覚野の脳梗塞では視野障害が現れることがあるが、自覚症状としては現れにくい（患者は症状を自覚しておらず、検査で初めてわかる場合も多い）。　2

76 慢性閉塞性肺疾患の傷病者にみられるのはどれか。1つ選べ。
1．漏斗胸
2．スプーン状爪
3．呼吸数の減少
4．クスマウル呼吸
5．胸鎖乳突筋の肥大

[解答・解説]
テキスト第8版④ p.24参照。漏斗胸は胸郭の形成異常である。スプーン状爪は鉄欠乏性貧血でみられる所見。クスマウル呼吸は代謝性疾患の際にみられる。胸鎖乳突筋の肥大は、呼吸補助筋をつかった努力呼吸が続くために起こる。　5

77 横紋筋融解症で生じるのはどれか。2つ選べ。
1．急性腎不全
2．循環血液量減少
3．高カルシウム血症
4．高ビリルビン血症
5．呼吸性アシドーシス

テキスト第8版④ p.95参照。横紋筋融解は、筋肉への直接の外力以外に、圧迫による虚血や、電解質異常、熱中症、薬剤性などでも起こる。急性腎不全が起こる原因には、腎毒性のあるミオグロビンが遊離することと、循環血液量が減少することの両方が関係している。　1、2

78 症候と疾患の組合せで正しいのはどれか。2つ選べ。
1．悪寒戦慄――――――急性膀胱炎
2．排尿困難――――――神経因性膀胱
3．腰部の鈍痛―――――糖尿病性腎症
4．陰嚢の腫脹―――――急性前立腺炎
5．腰背部の激痛――――尿管結石

テキスト第8版④ p.66以降参照。膀胱炎の多くは、頻尿・残尿感などの症状が主で、発熱はあっても微熱のことが多い。神経因性膀胱は、脊髄損傷などで起こり、自力での排尿が困難になる。糖尿病性腎症は慢性腎不全の原因となる。陰嚢の腫脹は精巣上体炎を疑う。　2、5

79 ビタミンB_1欠乏により生じる障害はどれか。2つ選べ。
1．貧血
2．口角炎
3．出血傾向
4．記銘力障害
5．腱反射低下

テキスト第8版④ p.78の表7-6参照。ウェルニッケ脳症とコルサコフ症候群はいずれもビタミンB_1欠乏症で起こり、ウェルニッケ-コルサコフ症候群とまとめられることがある。コルサコフ症候群は、記憶障害と逆向性健忘が同時に起こり、健忘に対して作話があるのも特徴である。ウェルニッケ脳症は、部分的眼球運動障害、運動失調も伴う。　4、5

80 高齢者の身体機能の変化とこれに起因する疾患の組合せで正しいのはどれか。2つ選べ。
1. 咳反射の低下　　　　　　誤嚥性肺炎
2. 骨密度の低下　　　　　　脊椎圧迫骨折
3. 水晶体の不透明化　　　　緑内障
4. ドパミンの合成低下　　　認知症
5. 糸球体濾過量の低下　　　前立腺肥大

[解答・解説]
テキスト第8版④ p.147以下参照。咳嗽反射の低下は誤嚥の原因となる。骨粗鬆症では骨密度が低下し、骨折が起こりやすくなる。圧迫骨折以外に、大腿骨頸部骨折などが起こりやすい。水晶体の透明性低下で起こるのは白内障である。脳内のドパミンの低下は、パーキンソン病や認知症の原因となる。
1、2

81 小脳出血で特徴的な症候はどれか。2つ選べ。
1. 失　語
2. めまい
3. 運動失調
4. 四肢麻痺
5. 対光反射消失

テキスト第8版④ p.12 表2-3参照。小脳の働きは第8版① p.38参照。小脳が障害されると運動や姿勢の制御が困難になり、めまい、ふらつき、運動失調などがみられる。失語や四肢麻痺は大脳半球の障害、対光反射消失は脳幹障害である。
2、3

82 回転性めまいを呈する病態はどれか。2つ選べ。
1. 消化管出血
2. メニエール病
3. 自律神経失調症
4. 良性発作性頭位めまい症
5. アダムス・ストークス症候群

テキスト第8版③ p.156以下を参照。一般的に回転性めまいは末梢性のほうが多く、浮動性・動揺性めまいは中枢性が多い（実際には、傷病者はめまいの性状をうまく表現できない場合もあり、症状だけでは病変は特定できない）。そのほかに貧血などの症状が「めまい」と表現されることもある。
2、4

83 気管支喘息について正しいのはどれか。1つ選べ。
1. 発作は日中に生じることが多い。
2. 発作時は大量の膿性痰を喀出する。
3. 会話ができない傷病者は重症である。
4. 主たる死因は高二酸化炭素血症である。
5. うっ血性心不全との鑑別は容易である。

テキスト第8版④ p.25参照。気管支喘息患者の呼吸機能は明け方に低下することが多く、これを「モーニングディップ」と呼んでいる。この時間帯の発作も多い。これは内因性のステロイド分泌量が低下すること、気温の変動があることなどの理由によるとされている。うっ血性心不全との鑑別は、身体所見、胸部X線などで行うが、必ずしも容易ではない。
3

84 急性心筋梗塞について正しいのはどれか。1つ選べ。
1. 胸痛は間歇的である。
2. 胸痛は硝酸薬で消失する。
3. 狭心症発作は前駆症状である。
4. 早期の再灌流療法により予後が改善する。
5. 心電図モニターでST上昇がなければ否定される。

[解答・解説]
テキスト第8版④ p.40参照。急性心筋梗塞に先行して狭心症発作が起こることはないわけではないが、典型的ではない（第8版④ p.39参照）。心電図ではST上昇が特徴的ではあるが、梗塞の部位によっては、STが低下してみえる場合もあり、また、非貫壁性梗塞でもST低下しかみられない場合がある。**4**

85 乳幼児突然死症候群〈SIDS〉について正しいのはどれか。2つ選べ。
1. 長子に多い。
2. 予後は不良である。
3. 気道閉塞が原因である。
4. 両親の喫煙は危険因子の一つである。
5. ミルク栄養は母乳栄養に比べ発症が少ない。

テキスト第8版④ p.142参照。SIDSは非常に出題頻度が高く、確実に覚えておくこと。さまざまな危険因子が指摘されてきたが、うつぶせ寝、両親の喫煙、ミルク栄養、低出生体重、早期産は疫学的に有意とされている。また、出生順位が遅いほど多い、添い寝に多いなどの傾向があるとされている。**2、4**

86 腎性貧血の原因はどれか。1つ選べ。
1. 慢性出血
2. 抗体産生
3. ビタミンB_{12}欠乏
4. 造血幹細胞増殖低下
5. エリスロポエチン低下

エリスロポエチンは主に腎臓の尿細管間質細胞から分泌されるホルモンであり、赤血球の産生を促進している。慢性腎不全ではエリスロポエチンの産生が低下するため、貧血がみられ、これを腎性貧血と呼ぶ。現在では、遺伝子組み換えによる合成エリスロポエチン製剤が存在し、腎不全の患者に使用されている。**5**

87 認知症について**誤っている**のはどれか。1つ選べ。
　1．脳血管性では段階的に進行する。
　2．記憶障害は早期に現れることが多い。
　3．最終的にいわゆる寝たきり老人になる人が多い。
　4．アルツハイマー型では数か月の経過で進行する。
　5．慢性硬膜下血腫が認知症と診断されている場合がある。

[解答・解説]
テキスト第8版④ p.153参照。アルツハイマー型認知症は、アルツハイマー病のうち、家族性のもの以外を指し、緩徐に進行し、最終的には寝たきりになることが多い。慢性硬膜下血腫は、正常圧水頭症、甲状腺機能低下症などとともに、認知症の原因となるが、これらは治療で症状が改善する場合がある（テキスト第8版に、「慢性硬膜下血腫も認知症の原因の1つである。」と記載があるので、選択肢5.は必ずしも誤りとはいえない）。　　　　　　　4

88 出血傾向を来す疾患はどれか。2つ選べ。
　1．脳梗塞
　2．心不全
　3．胃潰瘍
　4．白血病
　5．急性膵炎

テキスト第8版④ p.62、④ p.85参照。急性膵炎は、進行するとDIC（播種性血管内凝固症候群）を起こし、全身の出血症状を起こす。白血病では、骨髄が白血病細胞で占められ、正常な血小板を産生できないため出血傾向が起こるほか、白血病そのものがDICの原因になることもある。　　　　4、5

89 産科診療施設から妊娠26週における早産があり、新生児搬送の依頼があった。児の体重は約900gとのことである。この新生児の搬送について、適切なのはどれか。1つ選べ。
　1．高濃度酸素を投与する。
　2．直近の小児科に搬送する。
　3．人工呼吸は保育器外で行う。
　4．保育器内温度は37℃に設定する。
　5．救急車走行中の振動に特に注意する。

テキスト第8版④ p.131以下参照（とくに④ p.132　表13-4〜6）。出生時体重2,000g未満は低出生体重児であり、搬送には注意を要する。高濃度酸素は未熟児網膜症を起こす可能性があり、また先天性心疾患の一部には酸素投与禁忌の例があるので、酸素投与の必要性や濃度については、必ず依頼元や搬送先の医師からの指示に従うようにする。　　　　　　　　5

90 失神の原因と病態の組合せで正しいのはどれか。2つ選べ。

1. 解離性障害――――――――器質的脳障害
2. 過換気症候群――――――――脳血管拡張
3. 肺血栓塞栓症――――――――心拍出量減少
4. 起立性低血圧――――――――交感神経活動低下
5. 血管迷走神経反射――――――副交感神経活動低下

[解答・解説]
　テキスト第8版③ p.125以下参照。「解離性障害」とはいわゆるヒステリーと考えてよく、心因性のものである。血液中の二酸化炭素は血管拡張作用があるため、極端な過換気では脳血管が収縮し、失神が起こる可能性がある。起立性低血圧、血管迷走神経反射はいずれも、交感神経の機能が低下し、末梢に血液が貯留して、静脈還流量が減少することにより、心拍出量が低下して意識障害を起こす。
　　　　　　　　　3、4

91 生後3か月未満の乳児で重要な救急疾患はどれか。1つ選べ。

1. 熱性痙攣
2. 気管支喘息
3. 細菌性腸炎
4. 急性喉頭蓋炎
5. 細菌性髄膜炎

　テキスト第8版④ p.126　表13-5参照。生後3カ月未満は、臍帯を通じ、母親から受け継いだ免疫がまだ残存しているため、伝染性の疾患にはかかりにくいが、細菌性髄膜炎は例外的に起こり得るため注意が必要である。熱性痙攣は基本的に1歳から5歳までの間に起こり、6カ月未満あるいは6歳以降はほかの疾患の可能性が高い。　5

92 消化管穿孔を**来さない**のはどれか。1つ選べ。

1. 大腸癌
2. 虚血性腸炎
3. クローン病
4. 急性虫垂炎
5. 急性胃粘膜病変

　テキスト第8版④ p.57以降ならびに④ p.57　表5-2参照。急性胃粘膜病変は、病変が粘膜にとどまるため、穿孔することはなく、腹痛や吐血が主な症状である。胃潰瘍と症状が似ている場合もあり、最終的には胃内視鏡（胃カメラ）で鑑別を行う。　5

93 消化管出血の状況と疑うべき疾患の組合せで正しいのはどれか。1つ選べ。
 1．飲酒中の吐血————————食道静脈瘤
 2．高齢者の吐血————————逆流性食道炎
 3．若年者の下血————————虚血性大腸炎
 4．無症候性の下血———————大腸憩室症
 5．抗菌薬内服中の下血—————腸管出血性大腸菌感染症

[解答・解説]
　テキスト第8版④p.55以降を参照。飲酒中に嘔吐し吐血した場合、マロリー–ワイス症候群を疑う。高齢者の吐血は胃癌などの悪性疾患の可能性がある。逆流性食道炎では吐血はみられない。虚血性大腸炎は動脈硬化の進んだ高齢者に多い。大腸憩室症は、炎症を起こせば痛みがあるが、単なる下血で気づかれることもある。抗菌薬内服時には偽膜性腸炎を起こすことがある。
　　　　　　　　　　　4

94 卵管妊娠破裂を疑う**所見でない**のはどれか。1つ選べ。
 1．下腹部痛
 2．ショック
 3．月経の遅れ
 4．腹膜刺激症状
 5．大量性器出血

　テキスト第8版④p.164および④p.164 図15-6参照。卵管は腹腔内にあるので、卵管妊娠が破裂した場合、腹腔内出血となり性器出血はほとんどみられない。最高血圧は低下していない場合もあるので、臨床的なショック所見（末梢冷感、冷汗、頻脈、顔面蒼白、脈圧減少など）に気をつける必要がある。確定診断は妊娠反応と超音波検査で行う。
　　　　　　　　　　　5

95 嗄声が認められる病態はどれか。2つ選べ。
 1．縦隔腫瘍
 2．アデノイド
 3．急性喉頭蓋炎
 4．肺血栓塞栓症
 5．舌下神経障害

　嗄声（声がかれる）は、声帯およびその周辺の障害で起こる場合と、声帯を支配している反回神経の障害で起こる場合がある。反回神経は胸腔内で迷走神経から分枝し、右は鎖骨下動脈、左は大動脈弓を前方から後方へ回り、気管と食道の間の溝を通って喉頭へ達するため、この経路で圧迫を受けると嗄声が生じることがある。縦隔腫瘍はその典型であるが、胸部大動脈瘤などでも嗄声をみることがある（テキスト第8版③p.148）。
　　　　　　　　　　1、3

96 肝硬変の身体所見で**ない**のはどれか。1つ選べ。
   1．手掌紅斑
   2．女性化乳房
   3．レイノー現象
   4．腹壁静脈怒張
   5．前胸部クモ状血管腫

[解答・解説]
　テキスト第8版④ p.61参照。女性ホルモンは男性でも少量分泌されており、通常肝臓で代謝されるが、肝硬変ではこの機能が落ちているため、女性ホルモンによって女性化乳房や血管拡張（手掌紅斑や前胸部クモ状血管腫など）がみられる。また、門脈圧亢進により、側副血行路が発達し、腹壁静脈が怒張する。
3

97 小児の気管支喘息発作について**誤っている**のはどれか。1つ選べ。
   1．夜間に多い。
   2．吸気性呼吸困難である。
   3．気道分泌物が増加する。
   4．感染に伴って喘鳴発作が生じる。
   5．異様な興奮は危険な徴候である。

　テキスト第8版④ p.136ならびに④ p.137　表13-9参照。気管支喘息は小児に限らず呼気性の呼吸困難が特徴である。また、気道感染が発症の誘因になることがある。気道分泌物は増加し、喘鳴が著明になる。異様な興奮は低酸素脳症の可能性を示唆し、危険なサインである。
2

98 措置入院について正しいのはどれか。2つ選べ。
   1．72時間に限る。
   2．指定医療機関に限る。
   3．保護者の同意が必要である。
   4．精神保健指定医1名で判断する。
   5．自傷・他害のおそれがあるときに適用される。

　テキスト第8版④ p.178以降ならびに④ p.179　表16-3参照。措置入院は、自傷・他害の恐れがある際に適応され、指定医療機関に限り、精神保健指定医2名の判定が一致する必要がある。緊急措置入院は精神保健指定医1名の判定でよいが、72時間に限られる。
2、5

99 心室細動をもたらす可能性の高い不整脈はどれか。1つ選べ。
   1．心房細動
   2．洞不全症候群
   3．発作性上室頻拍
   4．Ⅰ度房室ブロック
   5．多源性心室性期外収縮

　テキスト第8版③ p.180ならびに③ p.182　図20-4参照。多形性心室頻拍（トルサドポアン）、多源性もしくはR on T型やショートラン型心室性期外収縮、QT延長症候群などは心室細動に移行しやすい。
5

100 急性大動脈解離の原因となるのはどれか。2つ選べ。
1．長期臥床
2．動脈硬化
3．リウマチ熱
4．ワルファリン服用
5．マルファン症候群

[解答・解説]
テキスト第8版④p.42参照。リウマチ熱は弁膜症の原因になり得る。ワルファリン（抗凝固薬）使用は、脳出血、消化管出血をはじめさまざまな出血性疾患の危険因子である。マルファン症候群は先天性疾患で、心血管系の異常や、水晶体の異常などがみられる。極端な高身長や、指が細くて長いなどの身体的特徴がみられることもある。
2、5

101 アプガースコアについて**誤っている**のはどれか。1つ選べ。
1．0〜10点で評価する。
2．項目には呼吸数が含まれる。
3．点数が低いほど状態が悪い。
4．まず出生1分後に測定を行う。
5．5分後のスコアは予後と関係する。

アプガースコアは、心拍数、呼吸、筋緊張、反射、皮膚色の5項目について0〜2点で評価する。したがって、0〜10点で、点数が低いほど状況は悪い。出生後、1分、5分に評価する。5分後のスコアは予後に関係する。
呼吸は項目にあるが、呼吸数はない（テキスト第8版④p.170 表15-1）。
2

102 悪性症候群でみられる症候はどれか。2つ選べ。
1．徐　脈
2．高体温
3．筋弛緩
4．意識障害
5．皮膚の乾燥

悪性症候群は大症状として、高体温、筋強剛、高CK血症、小症状として、頻脈、異常血圧、頻呼吸、意識の変容、発汗、白血球増多をきたす（テキスト第8版③p.139 表14-1）。
2、4

103 結核について正しいのはどれか。1つ選べ。
1．飛沫感染が主体である。
2．ツベルクリン検査で確定診断される。
3．高齢者の占める割合が増加している。
4．粟粒結核は腸管に生じた病変である。
5．BCG接種は院内感染の予防に有効である。

結核は近年、高齢者における増加が問題となっている。空気感染を起こし、確定診断は、喀痰培養による。粟粒結核は、結核菌がリンパ血行性に移行し、多数の結核結節を形成したものであり、腸管に生じたものではない。BCGは小児の重症化を防止するのには有効であるが、成人への予防効果は50%程度であり、院内感染の予防には効果は限定的である（テキスト第8版④p.116〜117）。
3

104 外因性精神障害はどれか。2つ選べ。
1. うつ病
2. 統合失調症
3. 解離性障害
4. 症状性精神病
5. 中毒性精神病

[解答・解説]
　外因性精神障害は、身体的原因が明らかな精神障害で、器質性精神障害、症状性精神障害、中毒性精神障害に分けられる（テキスト第8版④ p.173）。

4、5

105 外傷傷病者について正しいのはどれか。1つ選べ。
1. 交通事故による死亡は増加傾向にある。
2. 皮膚の連続性が断たれた開放性損傷を「傷」という。
3. 肝損傷による死亡は死亡の第2のピークに含まれる。
4. 傷病者に対して現場で最初に評価するのは循環である。
5. 受傷後3時間以内に根本的な治療を行えば予後が改善する。

　交通事故による死亡は減少傾向である。
　創は皮膚の破綻を伴うが、傷は皮膚の破綻を伴わない。
　外傷による死亡の第1のピークは即死である。第2のピークは受傷後数時間の死亡であり、大量出血、胸部外傷などによる。この傷病者の治療の良否が「防ぎえた外傷死」の回避に直結する。第3のピークは病院で数週間後に感染、敗血症で死亡するものであるが、これも適切な初期診療によって減らすことができる。
　傷病者に最初に確認するのは反応（気道の開通）である。
　受傷後、1時間以内の根本的な治療を目標とする（テキスト第8版⑤ p.4〜5、① p.63、⑤ p.33、⑤ p.31）。

3

106 気道異物傷病者と異物除去法の組合せで適切なのはどれか。2つ選べ。
1. 乳　児————————腹部突き上げ法
2. 小　児————————背部叩打法
3. 妊　婦————————腹部突き上げ法
4. 肥満者————————胸部突き上げ法
5. 意識消失傷病者————背部叩打法

　乳児、妊婦、肥満者には、腹部突き上げ法は行わない。意識があれば、背部叩打法、胸部突き上げ法を行う。小児で意識がある場合は背部叩打法をまず用いる。
　意識がない場合は、CPRと同じ要領で胸部圧迫を行う（テキスト第8版② p.98〜100）。

2、4

107 神経毒を有するのはどれか。1つ選べ。
1．ハブ
2．マムシ
3．シマヘビ
4．ウミヘビ
5．ヤマカガシ

[解答・解説]
ウミヘビは強力な神経毒をもつ（テキスト第8版⑤ p.137～138）。　　　4

108 高エネルギー事故の傷病者に**該当しない**のはどれか。1つ選べ。
1．横転した車両の運転手
2．10m跳ね飛ばされた歩行者
3．救出に10分を要した車両運転手
4．乗客が死亡したタクシーの運転手
5．車外に放出されたタクシーの乗客

高エネルギー外傷には、車の横転事故、5m以上跳ね飛ばされた歩行者、救出に20分以上要した車両事故、同乗者の死亡した車両事故、車外に放出された車両事故などがあげられている（テキスト第8版⑤ p.14 表1-2-1）。　　　3

109 鼻出血を伴う顔面外傷傷病者への応急処置で適切なのはどれか。1つ選べ。
1．頭部挙上
2．鼻腔内吸引
3．経鼻エアウェイ
4．頭部後屈あご先挙上
5．鼻腔内へのガーゼ挿入

頸椎損傷が疑われる場合は、頭部後屈はできるだけ避ける。頭蓋底骨折が疑われる場合には、ガーゼ挿入は行わず、経鼻エアウエイは禁忌である。
　鼻腔・口腔内の出血や分泌物は吸引するが、髄液鼻漏を疑う場合は控える。
　血圧が安定しているのであれば、頭部挙上を行う（テキスト第8版⑤ p.55）。　　　1

110 外傷傷病者の搬送について適切なのはどれか。2つ選べ。
1．最後の食事時刻を確認する。
2．詳細観察は5分ごとに繰り返し実施する。
3．重症傷病者については低体温を維持する。
4．嘔吐に備えてバックボードは右側臥位で維持する。
5．頭蓋内損傷を疑う時にはバックボードごと頭部をやや挙上する。

搬送にあっては、保温しながら、詳細観察を繰り返す。必ずしも5分おきにこだわる必要はない。
　嘔吐には注意を要するが、そのために最初から右側臥位にはしない。頭部外傷を疑う場合、バイタルサインが安定していれば、頭部を挙上させてもよい。
　最後の食事時刻は、余裕があれば、確認してもよい（テキスト第8版⑤ p.38～39）。　1、5

111 破傷風でみられる症候はどれか。1つ選べ。
1. 縮瞳
2. 難聴
3. 褐色尿
4. 皮下気腫
5. 開口障害

[解答・解説]
破傷風の病期は、第1期、第2期、第3期、第4期に分かれる。第2期に開口障害が起こる(テキスト第8版⑤ p.141　表1-21-1)。
5

112 外傷傷病者に対する現場活動について正しいのはどれか。2つ選べ。
1. 傷病者に接触しながら周囲の安全確認を行う。
2. バスの横転事故では多数傷病者の発生を想定する。
3. 呼吸管理セットの準備については傷病者接触前に行う。
4. 重症傷病者3名では先着救急隊は救急隊1隊を応援要請する。
5. 外傷現場では出血を確認してから手袋とマスクとを着用する。

外傷傷病者については、マスク・手袋などの感染防護をして、資器材(呼吸管理セットなど)の準備をしてから現場に向かい、安全確認をして、集団災害(バスの横転など)の場合は、応援要請をする。その後に傷病者に接触する。
重症傷病者3名であれば、救急車3台以上が必要であるので、最低でも2台の応援要請は必要(テキスト第8版⑤ p.32〜33)。
2、3

113 コンパートメント症候群の早期症候はどれか。2つ選べ。
1. 患肢蒼白
2. 運動麻痺
3. 脈拍消失
4. 高度腫脹
5. 強度疼痛

損傷部の強い疼痛、損傷部より遠位の知覚障害、当該部位の高度の腫脹がみられる。運動麻痺や脈拍消失は晩期の症状である(テキスト第8版⑤ p.83、⑤ p.86〜87)。
4、5

114 出血があっても血圧の低下を**認めにくい**傷病者の特徴はどれか。1つ選べ。
1. 高齢
2. 低体温
3. 運動選手
4. β遮断薬の服用
5. ペースメーカーの装着

高齢者、低体温者、β遮断薬の服用者においては、血圧の低下を認めやすい。
運動選手は、循環系の予備能力が高く、出血があっても血圧の低下を認めにくい(テキスト第8版⑤ p.30)。
3

115 腰髄損傷の急性期に認められるのはどれか。1つ選べ。
 1．徐　脈
 2．低血圧
 3．腹式呼吸
 4．膀胱直腸障害
 5．膝蓋腱反射亢進

[解答・解説]
　徐脈、低血圧などの神経原性ショック、腹式呼吸、膝蓋腱反射亢進は、頸髄損傷においてみられる。腰髄損傷においては、膀胱直腸障害、弛緩性両下肢運動麻痺などをきたす（テキスト第8版⑤ p.62）。　　4

116 眼の異物について正しいのはどれか。1つ選べ。
 1．患側のみを眼帯で覆って搬送する。
 2．異物は下眼瞼に存在することが多い。
 3．結膜に刺入している異物は現場で抜去する。
 4．眼球を上下に動かして除去するように勧める。
 5．角膜異物は光線を接線方向から当てると発見しやすい。

　眼の異物は、無理に動かさず、眼帯をして搬送する。
　眼球の共同運動を抑制するため、健側にも眼帯をする。
　接線方向からみたほうが、検出しやすい（テキスト第8版⑤ p.134）。　　5

117 心臓震盪について正しいのはどれか。1つ選べ。
 1．予防策はない。
 2．AEDが有効である。
 3．高齢者に多く発症する。
 4．出血性ショックである。
 5．高エネルギー事故に多い。

　心臓震盪は、左前胸部への比較的軽微な衝撃によって、不整脈、心室細動を誘発する。したがって、AEDが有効である（テキスト第8版⑤ p.110）。　　2

118 気道熱傷を伴うⅢ度50％の熱傷傷病者に対する現場活動について**適切でない**のはどれか。1つ選べ。
 1．気道を確保する。
 2．熱傷部位を冷却する。
 3．高濃度酸素を投与する。
 4．心電図をモニターする。
 5．アルミシートで被覆する。

　熱傷面積が10％未満の場合、熱傷部位を冷却するが、10％を超えた場合、積極的に冷却せずに、保温シートなどで保温する（テキスト第8版⑤ p.119）。　　2

119 腹部刺創の傷病者への対応で適切なのはどれか。1つ選べ。
 1．刺入物は速やかに抜去する。
 2．ショックパンツを使用する。
 3．血圧の低い時には左側臥位で搬送する。
 4．腸管脱出時には愛護的に腹腔内に戻す。
 5．腹壁創からの外出血は滅菌ガーゼで圧迫する。

[解答・解説]
　腹壁創からの外出血は圧迫止血を行う。
　ショックパンツの使用や左側臥位にする必要はない。
　刺入物や脱出した腸管は固定、被覆する（テキスト第8版⑤p.73、⑤p.76）。
　　　　　　　　　　　5

120 横断歩道上で高速で走って来た乗用車にはねられた。歩行者にとって三次損傷はどれとの接触によるか。1つ選べ。
 1．道路の路面
 2．乗用車の前輪
 3．乗用車のバンパー
 4．乗用車のボンネット
 5．乗用車のフロントガラス

　歩行者の車両との衝突による交通事故は、バンパーなどによる一次損傷、ボンネット、フロントガラスなどによる二次損傷、路面などに打ちつけられる三次損傷に分けられる（テキスト第8版⑤p.20　図1-2-8）。
　　　　　　　　　　　1

121 二次性脳損傷の原因と**ならない**のはどれか。1つ選べ。
 1．痙　攣
 2．低体温
 3．低血圧
 4．低酸素血症
 5．高二酸化炭素血症

　二次性脳病変は、脳以外の病変による脳の機能低下。
　痙攣は、一次性脳病変である（テキスト第8版③p.40　表6-1）。
　　　　　　　　　　　1

122 創傷治癒を妨げる因子として最も重要なのはどれか。1つ選べ。
 1．創面の温度
 2．組織の湿潤性
 3．組織の酸素分圧
 4．細菌による感染
 5．線維芽細胞の増殖

　損傷治癒を妨げるもっとも重要な因子は感染である（テキスト第8版⑤p.13）。
　　　　　　　　　　　4

123 皮膚への曝露のみで全身への毒性が強く出る化学物質はどれか。1つ選べ。
1．シンナー
2．有機リン
3．フッ化水素酸
4．アンモニア水
5．メチルアルコール

[解答・解説]
　フッ化水素（HF）は、弱酸ながらきわめて強い腐食性があり、その作用は強酸の硝酸や硫酸より強い。また、曝露経路にかかわらず、体内に容易に吸収され、フッ素イオンとして低カルシウム血症などの全身症状を引き起こし、死亡する例もある（テキスト第8版⑤ p.125）。　3

124 中毒の起因物質と徴候の組合せで正しいのはどれか。1つ選べ。
1．覚醒剤――――――縮　瞳
2．有機リン―――――発　汗
3．ニコチン―――――高血糖
4．パラコート――――筋攣縮
5．アスピリン――――呼吸停止

　有機リンは副交感神経刺激症状により、発汗する（テキスト第8版⑤ p.150〜151）。　2

125 神経毒ガスについて**誤っている**のはどれか。1つ選べ。
1．搬送中は救急車の窓を開ける。
2．現場の除染には次亜塩素酸を用いる。
3．脱がせた着衣をビニール袋に密閉する。
4．傷病者に接近するときは風下から近づく。
5．外傷のない傷病者が一度に多数発生した場合に疑う。

　搬送中は二次災害防止のため、換気に留意する。
　現場除染は、大量の水で十分であるが、次亜塩素酸を用いても構わない。
　脱がせた着衣は、汚染拡大防止のため、ビニール袋に密閉する。
　現場に接近するときは、風の向きに留意し、風下からは近づかない。
　外傷のない傷病者が多数発生した場合、神経毒ガスを疑う（テキスト第8版⑤ p.153）。　4

126 高山病の病態で**誤っている**のはどれか。1つ選べ。
1．脱　水
2．脳浮腫
3．肺水腫
4．空気塞栓
5．低酸素血症

　高山病の主たる病態は酸素分圧の低下による低酸素血症である。
　十分な換気が得られない場合、相対的な高二酸化炭素血症になり、脱水、脳浮腫、肺水腫などをきたす（テキスト第8版⑤ p.174〜175）。　4

127 熱中症Ⅰ度でみられる徴候はどれか。1つ選べ。

1. 嘔　吐
2. 褐色尿
3. 意識障害
4. 発汗の停止
5. 40℃の発熱

[解答・解説]
　嘔吐はⅡ度の症状である。意識障害はⅢ度の症状である。Ⅰ度では大量の発汗がみられるが、重症度が上がると発汗は停止する。体温は周囲の環境に影響されやすく、発熱との鑑別も困難で、有効な指標になりにくい。
　尿が濃い黄褐色となるのは、脱水の所見で、Ⅰ度でもみられると考えられる（テキスト第8版⑤p.167～168、⑤p.167　図2-4-3）。

2

35　午後

◎指示があるまで開かないこと。

（平成24年3月18日　13時50分～16時10分）

注 意 事 項

1. 試験問題の数は73問で解答時間は正味2時間20分である。
2. 解答方法は次のとおりである。
   (1) 各問題には1から5までの5つの答えがあるので、そのうち質問に適した答えを（例1）では1つ、（例2）では2つ選び答案用紙に記入すること。

   （例1）　101　県庁所在地はどれか。1つ選べ。
   1. 栃木市
   2. 川崎市
   3. 広島市
   4. 倉敷市
   5. 別府市

   （例2）　102　県庁所在地はどれか。2つ選べ。
   1. 仙台市
   2. 川崎市
   3. 広島市
   4. 倉敷市
   5. 別府市

   （例1）の正解は「3」であるから答案用紙の ③ をマークすればよい。

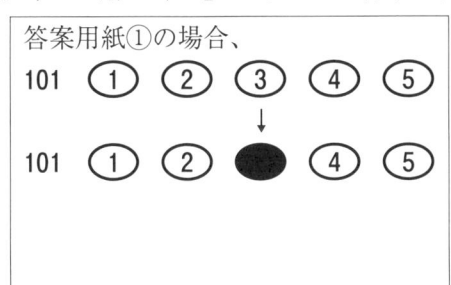

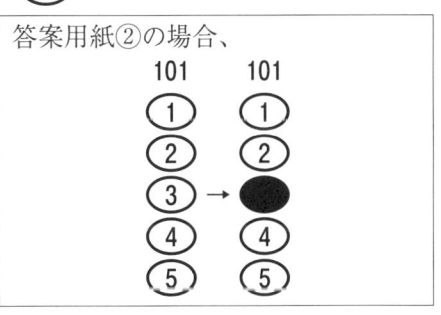

   （例2）の正解は「1」と「3」であるから答案用紙の ① と ③ をマークすればよい。

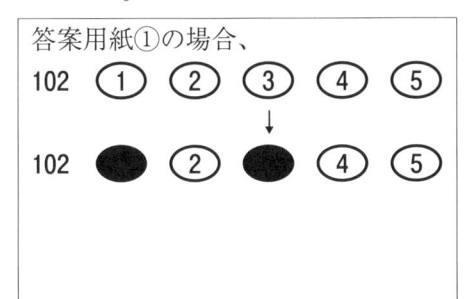

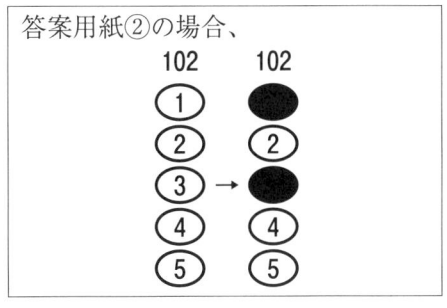

   (2) ア．（例1）の質問には2つ以上解答した場合は誤りとする。
   　　イ．（例2）の質問には1つ又は3つ以上解答した場合は誤りとする。

B

1　顔面を構成する骨はどれか。1つ選べ。
　　1．環　椎
　　2．軸　椎
　　3．頬　骨
　　4．後頭骨
　　5．頭頂骨

[解答・解説]
　環椎、軸椎は頸椎の1、2番目の骨である。後頭骨、頭頂骨は脳を入れている骨であり、頬骨は顔面の頬部に隆起する部分であり顔面を構成する骨である（テキスト第8版①p.18）。　3

2　細胞外液よりも細胞内液に多く含まれるのはどれか。1つ選べ。
　　1．塩　素
　　2．重炭酸
　　3．カリウム
　　4．カルシウム
　　5．ナトリウム

　細胞外液にはナトリウムが、また細胞内液にはカリウムが多く含まれていることは重要である（テキスト第8版①p.29～30）。輸液に用いる細胞外液補充液は、細胞外液の組成に類似しているためナトリウムの含有量は高い。また圧挫症候群（クラッシュ症候群）は、筋細胞の破綻により細胞内のカリウムが大量に循環血液に入るため、高カリウム血症から心停止を引き起こすといわれている（テキスト第8版⑤p.94）。どちらも救急救命士には必須の知識である。　3

3　外因性の疾患はどれか。1つ選べ。
　　1．熱中症
　　2．糖尿病
　　3．熱性痙攣
　　4．子宮外妊娠破裂
　　5．食道静脈瘤破裂

　病因が生体自身にある場合を内因といい、外的環境による場合を外因という（テキスト第8版①p.126）。糖尿病、子宮外妊娠、食道静脈瘤破裂は疾病であり内因性である。熱性痙攣も外的な熱作用によるものではなく自らの発熱によるものなので内因性となる。熱中症は外的高温環境下におけるものなので外因性である。熱中症のなかに熱痙攣という病態があるが、前述の熱性痙攣と混同しないこと。　1

4　生活習慣病の二次予防はどれか。1つ選べ。
　　1．禁煙をする。
　　2．塩分を控える。
　　3．健康診断を受ける。
　　4．適度な運動を行う。
　　5．多量の飲酒を避ける。

[解答・解説]
　生活習慣病の予防について、一次予防とは喫煙、飲酒、食習慣、運動習慣など自らの生活習慣を正すことをいう。また疾病の早期発見、早期治療を二次予防というが、これは地方自治体などが行う健診事業や自ら人間ドックなどを受けることにほかならない（テキスト第8版①p.181）。　　　　3

5　救急救命処置で穿刺することが認められている静脈はどれか。1つ選べ。
　　1．外頸静脈
　　2．鎖骨下静脈
　　3．上腕静脈
　　4．肘正中皮静脈
　　5．大腿静脈

　処置各論の項で救急救命処置の文言や内容は頻出傾向であるため、きちんと一言一句把握しておく必要がある。穿刺が認められている静脈は、上肢：1)手背静脈、2) 橈側皮静脈、3) 尺側皮静脈、4) 肘正中皮静脈、下肢：1) 大伏在静脈、2) 足背静脈、である（テキスト第8版②p.37 表6-2）。　　　　4

6　上肢の血圧に左右差を来すのはどれか。1つ選べ。
　　1．急性心不全
　　2．労作性狭心症
　　3．急性心筋梗塞
　　4．肺血栓塞栓症
　　5．急性大動脈解離

　血圧左右差をきたす疾患も頻出傾向である。急性大動脈解離とは動脈壁の中膜に血管内から血液が流入し動脈壁が膨らんでくる（解離する）疾患である（テキスト第8版④p.42〜43、④p.43 図4-6）。四肢へいく分枝動脈が解離に巻き込まれれば、その分枝血管の血流が低下してその肢の血圧のみ低下をきたし左右差となる（第8版②p.123）。選択肢の1.2.3.は心臓自体の疾患であるため血管系の病変ではない。また肺血栓塞栓症は肺動脈の塞栓であり、四肢の血圧測定可能な部位とは異なるため左右差はない。　　　　5

7 集団災害時のSTART方式によるトリアージについて正しいのはどれか。1つ選べ。
1．歩行ができなければ赤タッグとする。
2．呼吸数が20回/分以上あれば赤タッグとする。
3．気道確保後に呼吸がなければ黒タッグとする。
4．簡単な命令に応答がなければ黄タッグとする。
5．爪床圧迫テストが2秒以上であれば黄タッグとする。

[解答・解説]
START方式とはsimple triage and rapid treatment（簡便なトリアージと迅速な処置）の略である（テキスト第8版② p.48～49）。歩行ができなければ黄タッグ、呼吸数が30回/分以上で赤タッグとなり、簡単な命令に応答がなければ赤タッグ、また爪床圧迫テストが2秒以上であれば赤タッグとなる。
3

8 血圧測定について正しいのはどれか。1つ選べ。
1．スワンの第5点が収縮期血圧である。
2．触診法では拡張期血圧の測定は出来ない。
3．マンシェットと上腕の間に隙間がないように巻く。
4．減圧中に突然音が弱くなった点が拡張期血圧である。
5．マンシェット加圧後は1秒ごとに20～30mmHgずつ減圧する。

聴診法では脈拍の拍動音（コロトコフ音）の聴こえはじめの圧を収縮期血圧といい、圧を下げていき拍動音が聴こえなくなったときの圧を拡張期圧という（テキスト第8版② p.122）。マンシェットと腕の間には指が1～2本入るくらいの余裕をもたせる。スワンの第5点は拡張期血圧であり、マンシェット減圧は2～3mmHg/秒が適当である（テキスト第7版 p.351）。
2

9 創傷と処置の組合せで正しいのはどれか。1つ選べ。
1．切断指肢――――――直接氷で冷却
2．マムシ咬傷――――――毒の吸引
3．腹部開放創――――――ショックパンツ
4．胸部開放創――――――3辺テーピング
5．フレイルチェスト――――三角巾固定

テキスト第8版② p.153～155参照。切断指はビニール袋に入れて直接氷に触れさせない（第8版② p.155 図12-39）。毒蛇咬傷では創部からの吸引は行わない（第8版⑤ p.138）。とくに腸管脱出などを伴う腹部開放創にショックパンツは禁忌である（第8版② p.148）。フレイルチェストには圧迫ガーゼによるテープ固定を行う（第8版② p.166）。
4

10 心肺停止に際して救急救命士が行うアドレナリン投与について正しいのはどれか。1つ選べ。
　1．1分ごとに投与する。
　2．投与量は体重を考慮する。
　3．幼児に投与することができる。
　4．気管内に投与することができる。
　5．医師の具体的指示によって行う。

[解答・解説]
　救命士のアドレナリン投与は「1分ごと」という包括的指示ではなく、逐次的な医師からの具体的指示を必要とする。対象は8歳以上で年齢、体重に関係なく1回1mgを静脈路確保したうえで投与する。(テキスト第8版② p.144)　　　**5**

11 呼吸音減弱が特徴的なのはどれか。1つ選べ。
　1．肺水腫
　2．クループ
　3．緊張性気胸
　4．肺血栓塞栓症
　5．急性喉頭蓋炎

　クループと急性喉頭蓋炎の特徴は吸気性呼吸困難、吸気の延長である（テキスト第8版④ p.135）。肺水腫は湿性ラ音が聴かれるが、肺血栓塞栓症は肺血管の塞栓なので呼吸音の異常とは関連しない（第8版④ p.27）。また緊張性気胸は病側肺がパンクして虚脱し、胸腔内に持続的に吸気が流入する。肺はますます虚脱するので病側胸部の呼吸音は減弱〜消失する（第8版② p.71）。　　　**3**

12 意識障害のある傷病者においてJCS10はどれか。1つ選べ。
　1．自発開眼をして見当識障害がある。
　2．自発開眼をして生年月日を間違える。
　3．普通の声の大きさで容易に開眼する。
　4．痛み刺激で開眼する。
　5．痛み刺激で開眼せず顔をしかめる。

　JCSやGCSを問う問題は必出であるので確実に覚えること。JCS10は2桁なので刺激（呼びかけや疼痛刺激）で開眼するものである。このうち普通の声の大きさの呼びかけに反応し開眼するものがJCS10となる（テキスト第8版② p.59）。　　　**3**

13 アナフィラキシーショックを疑う徴候はどれか。1つ選べ。
1．発　熱
2．徐　脈
3．喘　鳴
4．顔面蒼白
5．頸静脈怒張

[解答・解説]
　アナフィラキシーはアレルギー反応であり、末梢血管が拡張するため皮膚紅潮、または蕁麻疹様の皮疹をきたす。末梢血流が豊富なため皮膚は温かいが、感染性ショックではないため発熱をきたすまでには至らない。ショックのなかで徐脈をきたすのは神経原性ショックのみであり、頸静脈怒張をきたすものは心タンポナーデか緊張性気胸しかない。また喉頭浮腫をきたせば喘鳴が聴かれる（テキスト第8版③p.20、テキスト第7版p.497）。
3

14 静脈留置針による静脈路確保について正しいのはどれか。1つ選べ。
1．穿刺の角度は15〜30度とする。
2．輸液回路を接続後、駆血帯を外す。
3．失敗部位の末梢で再穿刺を試みる。
4．留置針は先端断面（ベベル）を皮膚面に向ける。
5．逆流チャンバーに血液が逆流したら内筒を抜く。

　静脈路確保の手順の出題も必出である。留置針の断面を上向きにして、皮膚との角度を15〜30度とし刺入する。逆流チャンバーに血液が逆流したら内筒の金属針を固定したまま外筒を根元まで刺入し駆血帯を外す。その後、内筒を抜去して輸液回路と接続する。失敗部位より末梢で静脈確保すると点滴液が中枢側に流れる際、穿孔した静脈から皮下に漏れてしまうことになる（テキスト第8版②p.140）。
1

15 接触感染予防策で対応が必要な感染症はどれか。1つ選べ。
1．赤　痢
2．風　疹
3．結　核
4．水　痘
5．インフルエンザ

　「接触感染予防策で…」とあるので予防対応について問われているのかと迷ってしまうが、「接触感染はどれか」と単に感染経路を聞いている問題のようである。選択肢のなかで接触感染は赤痢のみである（テキスト第8版p.196　表16-1）。
1

16 四肢が骨折していることを直接示す所見はどれか。1つ選べ。
 1．腫　脹
 2．圧　痛
 3．変　形
 4．熱　感
 5．発　赤

[解答・解説]
　出題者の意図は炎症の4徴（発赤、腫脹、熱感、疼痛）を併せて選択肢を作成したようである（テキスト第8版①p.132）。骨折の直接所見として、上記炎症の4徴以外の「3．変形」を選ばせるようであるが、第8版②p.76の記載では変形は骨折のみならず脱臼でも認められるとあり解答不能となる。とりあえず出題者の意図を汲んで変形を選択するしかない。　3

17 皮膚の温感を認めるショックを来すのはどれか。1つ選べ。
 1．緊張性気胸
 2．急性心筋梗塞
 3．心タンポナーデ
 4．大腸穿孔
 5．子宮外妊娠破裂

　ショックの病型と症状の違いは必出であり確実に覚えておく。とくに頻脈であるか、徐脈である（神経原性ショック）か？　頸静脈怒張をきたすもの（心タンポナーデ、緊張性気胸）か、きたさないものなのか？あるいは皮膚温が温かいもの（アナフィラキシー、敗血症）か冷たいものか？　などは重要なキーワードである（テキスト第8版③p.15、⑤p.97、③p.21）。大腸穿孔は腹膜炎から敗血症をきたしやすい。　4

18 消化管穿孔による腹痛の特徴はどれか。1つ選べ。
 1．鈍い痛み
 2．徐脈を合併
 3．体動で増強
 4．間欠的な痛み
 5．部位が不明瞭

　消化管穿孔などで併発した腹膜炎の腹痛を体性痛という（テキスト第8版③p.113　表10-1）。炎症が存在する限り腹痛は持続的であり、腹膜の炎症が強い部位で痛みが強く感じられる。体動により痛みは増強する。感染症なので発熱があり頻脈傾向となる。体性痛は持続的な鈍痛であるが、腹膜の炎症が高度になるとわずかな刺激でも腹部に響くようになる。腹部を圧迫したときよりも手を放した瞬間の反跳痛は腹膜刺激症状として重要である。　3

19 小児の単純型熱性痙攣について正しいのはどれか。1つ選べ。
1．乳児に好発する。
2．遺伝性は認めない。
3．痙攣後に四肢麻痺を来す。
4．38℃以上の発熱で生じる。
5．痙攣持続時間は10分以上である。

[解答・解説]
熱性痙攣では単純性と複雑性との違いを問う問題が多い。単純性は乳児を過ぎた1～5歳に好発する。家族性や遺伝性があり、痙攣後に四肢麻痺などを認めない。痙攣持続時間は多くが5分以内であり、長引く場合ではむしろてんかんなどの複雑性痙攣を考慮する。38℃以上の発熱で出現しやすい（テキスト第8版④ p.133）。
4

20 加齢により低下するのはどれか。1つ選べ。
1．血糖値
2．疼痛閾値
3．体脂肪率
4．収縮期血圧
5．細胞内水分量

加齢とともに体内水分量、とくに細胞内液が減少し体脂肪率は増加する。また収縮期、拡張期血圧ともに増加傾向にある。またストレスに対して血糖が上昇しやすいが、一方、疼痛閾値（痛みとして感じる刺激の強さの度合）は上昇するため、個人差はあるがより強い痛み刺激を加えないと痛みを感じないといわれている（テキスト第8版④ p.147）。
5

21 外傷傷病者の現場での観察所見と応急処置の組合せで正しいのはどれか。1つ選べ。
1．穿通異物――――――異物除去
2．胸郭動揺――――――タオルによる半周テーピング
3．骨盤骨折――――――ログロールによるバックボード固定
4．腸管脱出――――――ビニールシートによる3辺テーピング
5．脛骨開放骨折――――脱出骨片の還納

刃物などによる穿通異物では異物を抜去せずタオルなどをあてがいテープ固定する（テキスト第8版② p.166、② p.168 写真12-81）。胸郭動揺（フレイルチェスト）では動揺部に堅く巻いたタオルをあてがい胸壁を半周固定する（第8版② p.166、② p.168 写真12-82）。骨盤骨折が疑われる場合はログロールではなくログリフトにて固定する（第8版⑤ p.36）。腸管脱出ではビニールシートで覆うが3辺テーピングは穿通性胸部外傷の場合に用いる（第8版② p.153、② p.154 写真12-62）。また外界に脱出した骨片は細菌感染のおそれがあるので皮下に戻さない（第8版② p.155）。
2

22　外傷急性期に閉塞性ショックを来すのはどれか。1つ選べ。
　　1．頸髄損傷
　　2．心筋挫傷
　　3．緊張性気胸
　　4．肝破裂
　　5．骨盤骨折

[解答・解説]
　ショックをきたす疾病の病型分類は必出である。心タンポナーデ、緊張性気胸など周囲から心臓の動きが抑え込まれることによってショックになる病態を閉塞性ショック（テキスト第8版では心外閉塞・拘束性ショックと表記）とよぶ。周囲からの心臓圧迫であるため心臓の「拡張障害」という表現がキーワードとなる（テキスト第8版③ p.19）。
　　　　　　　　　　3

23　熱中症Ⅲ度と判断すべき所見はどれか。1つ選べ。
　　1．頭　痛
　　2．興　奮
　　3．全身痙攣
　　4．皮膚蒼白
　　5．多量の発汗

　熱中症は、過去、日射病、熱痙攣（小児の熱性痙攣とは異なる）、熱疲労、熱射病などの病態を総称する症候名として扱われてきた。個々にこれら病態が試験問題に出る場合もあるが、近年、3段階に分けた重症度分類が汎用されるようになった。熱中症Ⅲ度とは最重症であり、意識障害、痙攣発作などの中枢神経症状、肝・腎機能障害、血液凝固異常のうち1つがあればこれに分類される（テキスト第8版⑤ p.167）。
　　　　　　　　　　3

C

1 　34歳の女性。自転車走行中に乗用車と衝突したため、乗用車の運転手が救急要請した。

　　救急隊到着時観察所見：意識清明。苦悶様顔貌を呈している。呼吸数40/分。呼吸音は左側で減弱している。脈拍124/分、整。血圧90/54mmHg。体温36.5℃。SpO₂値90％。

　　この傷病者でみられる呼吸様式はどれか。1つ選べ。

1．腹式呼吸
2．浅表性呼吸
3．シーソー呼吸
4．口すぼめ呼吸
5．中枢性過呼吸

[解答・解説]
　交通外傷により、頻呼吸、酸素飽和度低下、左呼吸音の減弱をきたしている。外傷により片側呼吸音が減弱するのは、患側の（緊張性）気胸、血胸、開放性気胸、肺挫傷、フレイルチェスト、横隔膜破裂などが考えられる。この場合、いずれも浅くて速い呼吸（浅表性呼吸）を認める。
　腹式呼吸は、正常でも高齢者に比較的多い呼吸形式であるが、下部頸髄損傷の際には、明らかな腹式呼吸が生じる。シーソー呼吸は、（救急救命士標準テキストやこれまでの過去問では）上気道閉塞の際に、吸気時に前胸部が下がり腹部が膨らみ、呼気時に前胸部が上がって腹部が下がる呼吸のことをいう〔なお、シーソー呼吸には、胸郭の左右が対称的な動きでない場合や、胸郭の一部が他と逆の動きをする呼吸（フレイルチェストなど）を含めることも多い。そのため「2つ選べ」という設問であれば、シーソー呼吸も正解肢となり得る〕。口すぼめ呼吸は、気管支喘息や肺気腫の傷病者にみられる呼吸様式で、呼気時に口をすぼめて、呼気の抵抗をつくり、気道内圧を高めている。中枢性過換気は、橋出血などの際にみられる（テキスト第8版② p.53～54）。　　2

2　42歳の男性。十二指腸潰瘍の既往がある。仕事中に突然強い腹痛が出現したため、同僚が救急要請した。

救急隊到着時観察所見：意識清明。呼吸数24/分。脈拍96/分、整。血圧124/78mmHg。体温37.2℃。SpO₂値98％。上腹部を押さえ右側臥位で丸まっている。

この傷病者の腹部にみられる所見はどれか。1つ選べ。

1．膨　満
2．筋性防御
3．金属音の聴取
4．腹壁静脈怒張
5．拍動性腫瘤の触知

[解答・解説]
　十二指腸潰瘍の既往のある40代の男性に、強い上腹部痛が生じ、丸まっている。軽度の呼吸数の上昇、脈拍の上昇を認めるが、呼吸循環は比較的落ち着いている。このような状況では、胃・十二指腸潰瘍の進展による上部消化管穿孔を考える。胃液などの消化液や胃内容物が腹腔に漏出するため、上腹部を中心に汎発性腹膜炎を生じる。これにより圧痛、反跳痛、筋性防御が生じる。もっとも痛みが楽な体勢として丸まっている。腹膜炎では、消化管の蠕動運動が障害され麻痺性イレウスを引き起こすため、腹部膨満が生じてもよいが、筋性防御ほど特徴的な所見ではない。腹部の聴診による金属音の聴取は、機械的（閉塞性）イレウスの際に生じる。腹壁静脈の怒張は、肝硬変などの際に認める。拍動性腫瘤は、腹部大動脈瘤などで認める（テキスト第8版② p.72～74）。**2**

3　70歳の男性。自宅で急に前胸部を押さえて倒れこんだ。直ちに家族が声をかけたが反応がないため、救急要請した。

救急隊到着時観察所見：意識 JCS300。呼吸は無く、脈拍は頸動脈で触れなかった。直ちに心肺蘇生を行いながら AED による解析を行ったところ、除細動の指示があった。

この傷病者で予想される心電図モニター波形（別冊 No.1）はどれか。1つ選べ。

1．A
2．B
3．C
4．D
5．E

別　冊
No.1　図

　AED が心電図を解析し除細動が必要と判断するのは、心室細動か無脈性心室頻拍に限られている。別冊 No.1のAは、高度徐脈である。Bは QRS 波形の前のP波が明確でなく、基線が揺れ、QRS 波形の間隔も一定しないため、心房細動である。Cは幅の広い QRS 波形の頻拍を認めており、心室頻拍（心停止であれば、無脈性心室頻拍）として対応する。Dは一定の感覚のP波に続いて幅の狭い QRS が出現しており、正常の心電図波形である（心停止であれば、PEA）。EはT波の後に幅の広い QRS 波形が続いている。心室性期外収縮の可能性が高い（テキスト第8版④ p.36）。
3

4　56歳の男性。慢性腎不全で血液透析を受けている。夜間就寝中、突然の呼吸困難を訴えたため、家族が救急要請した。

　　救急隊到着時観察所見：意識JCS 1。呼吸数36/分。脈拍148/分、不整。血圧200/100mmHg。SpO$_2$値88％。両肺野に湿性ラ音を聴取した。

　　搬送時の体位で適切なのはどれか。1つ選べ。
　1．起坐位
　2．側臥位
　3．仰臥位
　4．足側高位
　5．回復体位

[解答・解説]
　慢性腎不全の傷病者が呼吸困難を訴え、頻呼吸、頻脈で、酸素飽和度の低下と胸部聴診での湿性ラ音を認めている。この場合、うっ血性心不全をまず考える。健常者であれば腎臓から尿として排出される水が、体にうっ滞して（たまって）しまったことにより生じる。この場合、上半身を起こすと呼吸状態の改善が期待できるため、起坐位かファウラー位で搬送するとよい。血圧が低ければ仰臥位がよい（テキスト第8版④p.67）。
　　　　　　　　　　　1

5　56歳の男性。30分前から胸が苦しくなり救急要請した。

　　救急隊到着時観察所見：意識JCS 1。呼吸数30/分。脈拍128/分、整。血圧88/60mmHg。体温36.2℃。搬送中に、呼びかけても反応がなくなり、呼吸が不規則になった。その時の心電図（別冊No.2）を別に示す。

　　この傷病者で、まず確認すべきなのはどれか。1つ選べ。
　1．瞳　孔
　2．脈　拍
　3．血　圧
　4．心　音
　5．呼吸音

```
　別　冊
No. 2 図
```

　胸部苦悶を訴えた50代の男性が、意識消失し、呼吸が不規則になった。心電図では高度の徐脈を認めている。この場合、まず脈拍を確認し、触知しなければ直ちに心肺蘇生の開始を考慮する。瞳孔、血圧の測定、心音、呼吸音の確認の優先度は低い（テキスト第8版③p.65〜66）。
　　　　　　　　　　　2

6　32歳の男性。長距離トラックの運転手。深夜高速道路のドライブインで運転台にて仮眠中であったが、揺り動かしても反応がないため、助手が救急要請した。

救急隊到着時観察所見：意識 JCS100。呼吸数12/分、深い呼吸。脈拍110/分、整。血圧92/56mmHg。助手の話では半年前から口渇と眠気覚ましの為、運転中缶コーヒーを一日10本以上飲んでいた。

最も考えられる病態はどれか。1つ選べ。
1．腎不全
2．低血糖
3．高血糖
4．心筋虚血
5．頭蓋内圧亢進

[解答・解説]
半年前から、口渇などのため缶コーヒーを一日10本以上飲んでいる。20～30代の若者が、砂糖の大量に入ったジュース、スポーツドリンク、コーヒーなどをとり続けることにより、ペットボトル症候群と呼ばれる高血糖性のケトアシドーシスを起こすことがある。これにより意識障害、昏睡を起こす。ケトアシドーシスを呼吸で代償しようとするため、クスマウルの大呼吸と呼ばれる深い呼吸が生じる（テキスト第8版④ p.74～75）。
3

7　28歳の男性。乗用車運転中にトラックと激突し、目撃者が救急要請した。

救急隊到着時観察所見：意識清明で息が苦しいと訴えており、呼吸は速く、橈骨動脈の拍動は微弱である。頸静脈の怒張を認め、左胸壁は膨隆して呼吸音が聴取できず、皮膚の握雪感を認める。

まず疑うべき病態はどれか。1つ選べ。
1．頸髄損傷
2．左大量血胸
3．左緊張性気胸
4．心タンポナーデ
5．フレイルチェスト

[解答・解説]
交通外傷の傷病者に、呼吸困難、頻呼吸、血圧低下、頸静脈の怒張、左胸壁の膨隆と呼吸音の減弱、握雪感（皮下気腫を示す）を認める。この場合、まず緊張性気胸を考える。
頸髄損傷でも血圧の低下をきたすが、頸静脈は怒張しない。片側の胸壁膨隆や片側の呼吸音減弱、皮下気腫も生じない。左大量血胸では頸静脈は怒張しない。心タンポナーデでは頸静脈の怒張は生じるものの、片側の胸壁膨隆や片側の呼吸音減弱、皮下気腫は生じない。フレイルチェストでは、片側の呼吸音減弱などは生じてよいが、頸静脈の怒張や胸壁膨隆は生じない（テキスト第8版⑤ p.65）。
3

D

1 48歳の男性。10日前に転倒して地面で右肘を擦りむき、創部を自分で処置した。昨夕から右上腕から頸部にしびれ感が出現したため家族が救急要請した。

救急隊到着時観察所見：意識清明。呼吸数24/分。脈拍110/分、整。血圧130/70mmHg。SpO$_2$値96％。病院搬入時の写真（別冊 No.3）を別に示す。

この傷病者でみられるのはどれか。1つ選べ。

1．対麻痺
2．創部握雪感
3．シーソー呼吸
4．持続陰茎勃起
5．全身の筋強直

```
      別　冊
No. 3　A、B　写　真
```

[解答・解説]
　現病歴と観察所見から疾患を想定させて、その疾患に認められる症状を問うている。病院搬入時の写真（別冊No.3）は、牙関緊急と呼ばれる、顔の筋肉がこわばり、口が開きにくくなる破傷風に特徴的な症状を示している。破傷風は、破傷風菌がつくる外毒素によって起きる病気で、全身の筋肉の痙攣、こわばりが特徴である。破傷風の潜伏期は、2～50日ほどで、通常8日程度である。通常、まず、頸や顎にしびれや筋肉のこわばりが出現し、口が開けなくなり、全身に広がる。
　対麻痺は、胸髄以下の脊髄損傷などで生じる。創部の握雪感は、ガス産性菌であるクロストリジウム属の感染などより生じた皮下気腫による。シーソー呼吸は、上気道閉塞の際に、吸気時に前胸部が下がり腹部が膨らみ、呼気時に前胸部が上がって腹部が下がる呼吸のことをいうが、緊張性気胸など、胸郭の動きが左右対称でない動きや、フレイルチェストなども含めてシーソー呼吸という場合も多い。持続陰茎勃起は、会陰部の損傷などで生じる（テキスト第8版④p.120）。

5

2　66歳の男性。以前より右下腿のしびれがあったが、痛みが増強したため、家族が救急要請した。

救急隊到着時観察所見：意識清明。呼吸数24/分。脈拍102/分、不整。血圧154/86mmHg。体温36.2℃。SpO₂値94％。右下腿の写真（別冊No.4）を別に示す。

この傷病者にみられる特徴的な歩き方はどれか。1つ選べ。

1．痙性歩行
2．つぎ足歩行
3．間欠性跛行
4．こきざみ歩行
5．はさみ足歩行

別　冊
No.4　写　真

[解答・解説]
　50歳以上の男性が、長期の下腿の冷感、しびれの後、安静時の疼痛が出現した場合は閉塞性動脈硬化症を疑う。右下腿の写真は、（必ずしも明確ではないが）下肢全体の「やせ」、色調の蒼白化がみられ、閉塞性動脈硬化症を支持する。閉塞性動脈硬化症は、動脈硬化の危険因子（高血圧、糖尿病、喫煙など）をもつ者に発生することが多い。一定時間歩くと下腿の筋肉の痛みや疲労感などで歩行が困難になる間欠性跛行を認める。間欠性跛行は、腰部脊柱管狭窄症などでも認める。
　痙性歩行は、片麻痺のある傷病者でみられる歩行様式である。つぎ足歩行は、床面に引いた一直線上を、一側のつま先に対側の踵を接触させながら歩行する歩行方法の1つであり、小脳の障害などによりこの歩行ができなくなる。こきざみ歩行は、パーキンソン病で特徴的で、前傾姿勢で膝を曲げ、歩幅の小さい歩行である。はさみ足歩行は、両下肢に痙性の対麻痺がある傷病者にみられる（テキスト第8版②p.52）。

3

3　82歳の男性。荷物を持ち上げた際に左下腹部に鈍痛が出現し、足の付け根に盛り上がりがあるため、救急要請した。

救急隊到着時観察所見：意識清明。呼吸数20/分。脈拍92/分、整。血圧130/72mmHg。SpO₂値96％。押さえると柔らかく痛みはないと言う。観察所見（別冊No.5）を別に示す。

この盛り上がりの内容として最も考えられるのはどれか。1つ選べ。

1．小　腸
2．下行結腸
3．直　腸
4．膀　胱
5．睾　丸

別　冊
No.5　写　真

　高齢者が、立位の際、とくに腹圧がかかったときに、鼠径部（足の付け根）に盛り上がりを認めた場合は、まずは、鼠径ヘルニアを疑う。脱出するヘルニア内容としては小腸が多い。小腸は腹腔内を自由に動きやすく（可動性が高く）、脱出しやすい。下行結腸は後腹膜に固定されており可動性が低く、脱出することはまれである。直腸は肛門とつながり後腹膜臓器であるため鼠径ヘルニアとして脱出することはない。膀胱も腹腔外に存在し可動性が低く鼠径部から脱出することはまれである。睾丸が炎症などにより腫脹すると鼠径部の盛り上がりとして感じることがあるが、この場合、押さえると硬く、痛みがあることが多い（テキスト第8版④p.58～59）。

1

4 80歳の男性。独居。大晦日の深夜、アパートの階段から転落するのを目撃した隣人が救急要請した。

救急隊到着時観察所見：意識JCS20。呼吸数28/分。脈拍118/分、整。血圧（触診）90mmHg。体温35.8℃。SpO₂値93％。呼気に強いアルコール臭があり四肢皮膚は冷たく、頭部に挫創および両側大腿に変形と腫脹とがあり痛みを訴えている。

この傷病者の緊急度に最も影響する要因はどれか。1つ選べ。

1. 出 血
2. 疼 痛
3. 低体温
4. 意識レベル
5. アルコール

[解答・解説]
　飲酒後に誤って階段から転落した傷病者の緊急度にもっとも影響する因子が問われている。皮膚は冷たく、頻脈、血圧低下があり、ショック状態である。外傷によるショックの原因の90％は出血性ショックである。出血の状況は、この傷病者の予後を大きく左右する。出血に比べ、痛みの状況や低体温は緊急度への影響は低い。そもそも35℃以下を低体温ということが多く、35.8℃では低体温とはいえない。この程度の意識レベルやアルコール飲酒の状況は緊急度に強く影響するとはいえない。昏睡状態で瞳孔不同などがあり、頭蓋内圧亢進症状（徐脈、高血圧）などがあり、脳ヘルニアを疑う状況では、緊急度の高い意識レベルといえるだろう（テキスト第8版⑤p.26）。　**1**

5 45歳の男性。作業中に約6mの高さから墜落したため、同僚が救急要請した。

救急隊到着時観察所見：意識JCS30。呼吸はいびき様。脈拍は弱く速い。両上肢の動きが悪く、左大腿の変形を認める。また左下腿の裂創から出血が持続している。

この傷病者にまず行う対応はどれか。2つ選べ。

1. 左大腿の副子固定
2. 砂嚢による頸部固定
3. 下顎挙上法による気道確保
4. 裂創に対する直接圧迫止血
5. バックボードによる全身固定

　墜落外傷の傷病者の観察所見から、直ちに行うべき処置が問われている。外傷傷病者に対しては、まず、傷病者に接触する前に状況評価を行う。傷病者に接触後に初期評価として、生理学的観点から気道、呼吸、循環、意識を評価する。この際、用手による気道確保を行い、必要に応じて下顎挙上法などにより気道を確保する。この設問では、JCS30でいびき様の呼吸であり気道確保が必要である。循環の評価の際には、活動性の外出血の有無を確認し、あれば直接圧迫止血を行う。その後、全身観察とあわせてバックボードによる全身固定などを行い救急車に収容する。搬送中に副子固定などを実施する。頸部の砂嚢での固定はあまり意味がない（テキスト第8版⑤p.31～39）。

3、4

6　50歳の女性。料理中の包丁で下腹部を刺され、自身で救急要請した。

　　救急隊到着時観察所見：意識 JCS 1。呼吸数30/分。脈拍120/分、整。血圧130/90mmHg。既に包丁は抜かれ、数センチの創から腸管が脱出し、少量の出血が続いている。

　　現場における処置について適切なのはどれか。1つ選べ。
　　1．圧迫止血を行う。
　　2．滅菌ガーゼを創に詰める。
　　3．創を滅菌精製水で洗浄する。
　　4．脱出腸管を腹腔内へ還納する。
　　5．生理食塩液に浸した滅菌ガーゼで脱出腸管を被覆する。

[解答・解説]
　腸管脱出に対する適切な対応が問われている。少量の出血であることから圧迫止血の必要性は高くない。滅菌ガーゼを創に詰めることは目的がはっきりせず、またガーゼが腹腔内に迷入する可能性があり不適切である。現場で滅菌精製水で洗浄する必要性は低い。脱出した腸管は腹腔内に環納せず、湿らせた滅菌ガーゼやアルミシート、プラスチックガーゼで被覆するのが適している（テキスト第8版②p.153〜154）。　　5

7　20歳の男性。作業中プレスに手を挟まれ、目撃者が救急要請した。

　　救急隊到着時観察所見：意識清明。呼吸数30/分。脈拍104/分、整。血圧120/80mmHg。SpO_2値98％。右手関節は変形し強い痛みを訴える。手背側には広範な皮膚剥離を伴う挫創を認める。創部から少量の出血が持続するが血餅が付着し出血点は不明で、創内に骨折端がみえる。

　　現場での創傷処置として適切なのはどれか。1つ選べ。
　　1．前腕に駆血帯を巻く。
　　2．手関節を副子固定する。
　　3．洗浄して創の異物を除去する。
　　4．血餅を除去し出血点を確認する。
　　5．剥離した皮膚を戻し創部を被覆する。

　プレス機に挟まれた手の適切な創傷処置が問われている。少量の出血であり駆血帯は適切でない。活動性の出血があり、かつ圧迫止血でも出血が続くときは駆血帯の使用を考える。手関節は変形し骨折を認めるため副子固定が必要である。呼吸、循環、意識状態から緊急性が高いと判断すれば、救急車に収容後の搬送途上に行うべきだが、この傷病者の想定では現場で行ってよいだろう。皮膚、軟部組織の損傷のみで、汚染が著しい場合は、創の洗浄が望ましい場合もあるものの、骨折が疑われれば創の洗浄は行わない。血餅を除去するとせっかく止血したところから再出血の可能性があり不適である。剥離した皮膚を戻して創を被覆することが適切な場合もあるが、清潔なガーゼで被覆するほうが一般的であろう（テキスト第8版⑤p.87〜99）。　　2

8　60歳の男性。果物ナイフで胸を刺されて受傷し、同僚が救急要請した。

　救急隊到着時観察所見：意識 JCS 1。呼吸数32/分。脈拍128/分。血圧96/72mmHg。SpO₂値90％。末梢冷感がある。胸壁より気泡混じりの血液の流出がある。

　適切な対応はどれか。2つ選べ。

1．背部の観察
2．直接圧迫止血
3．静脈路の確保
4．3辺テーピング
5．ネックカラーの装着

[解答・解説]
　胸部刺創により、胸壁より気泡混じりの血液が流出している。開放性気胸の状況である。末梢の冷感、頻脈、血圧低下からショック状態と判断する。開放性気胸に対しては三辺テーピングを行う。刺創は1カ所とは限らないため、背部も含め全身を観察し、ほかに刺創がないか確認する。腹壁の壁そのものから持続する出血があれば直接圧迫止血も有効だが、胸腔内（肺など）からの出血に対しては意味がない。心肺停止でないため、救急救命士には、静脈路の確保は実施できない。ネックカラーの装着は必要ない。交通事故などの鈍的外傷と違い、頸椎損傷の可能性は通常考えにくいからである（テキスト第8版⑤p.68）。
1、4

9　89歳の女性。入所する施設内で発熱、嘔吐および頻繁の下痢のため救急要請した。

　救急隊到着時観察所見：意識 JCS 2。呼吸数24/分。脈拍100/分、整。血圧88/36mmHg。体温39.0℃。SpO₂値94％。施設内では数日前から同様の患者が数人発生している。救急車内収容後、嘔吐したため車内が汚染された。

　病院へ搬送後、車内消毒に用いる消毒法で適切なのはどれか。1つ選べ。

1．紫外線殺菌照射
2．逆性石けん水による清拭
3．グルタラールによる清拭
4．消毒用エタノールの噴霧
5．次亜塩素酸ナトリウムによる清拭

　傷病者の状況から疾患を想定させ、その疾患を引き起こす病原体の適切な消毒方法が問われている。施設内で集団発生した、発熱、嘔吐、頻繁の下痢であれば、ノロウイルスやロタウイルスによる食中毒や、ヒトからヒトへの汚染された器具などを介しての流行性嘔吐下痢症などの感染を念頭におく。血液や吐物によって車内が汚染された場合は、次亜塩素酸ナトリウム、グルタールアルデヒドなどによる車内清拭を行う（テキスト第8版②p.201）。
5

10 55歳の男性。悲惨な状況下での災害ボランティア活動中に体調不良で寝込んでしまったため、同僚が救急要請した。

救急隊到着時観察所見：意識清明。呼吸数24/分。脈拍112/分。血圧120/80mmHg。食欲不振、多汗、不眠および倦怠感が持続すると訴えている。

考えられる病態はどれか。1つ選べ。

1．解離性障害
2．パニック障害
3．境界型人格障害
4．急性ストレス障害
5．心的外傷後ストレス障害〈PTSD〉

[解答・解説]
　災害ボランティアが、災害時の悲惨な状況でのストレスにより、食欲不振、多汗、不眠、倦怠感などを呈している。急性ストレス障害である。
　解離性障害では、対人関係の問題など社会的、環境的、心理的な問題が要因となり、現実逃避として痙攣様発作、運動障害、知覚障害などの身体症状や昏迷状態などの精神症状などが出現する。パニック障害は、なんら誘発なく突然に、「このまま死んでしまう」などの強い不安、恐怖を伴う動悸胸痛、窒息感などの症状が出現する。境界型人格障害は、感情、対人関係、行動などが不安定で、自傷行為や自殺企図により救急医療の対応となることが多い。心的外傷後ストレス障害（PTSD）は、災害など生死にかかわる衝撃的な出来事によって生じる精神疾患である。フラッシュバックなどの再体験、回避、過覚醒などが生じる。
　なお、このような状況で同僚が救急要請を行うという設定には違和感があるが、東日本大震災などの実災害でこのような状況があったのだろうか（テキスト第8版② p. 218）。

4

11 50歳の男性。自宅で胸痛を訴え、妻が救急要請した。

救急隊到着時観察所見：意識 JCS 1。呼吸数12/分。脈拍触知可能。心電図モニター波形（別冊 No. 6）を別に示す。その後、傷病者は搬送中に心停止となった。

心電図波形で危険を予知する部位はどれか。1つ選べ。

1．A
2．B
3．C
4．D
5．E

別　冊
No. 6　図

　胸痛を訴えた50歳の男性が、搬送中に心停止に陥った。そのような急変に結びつく危険な心電図波形を選択させる問題である。心室細動などの致死的不整脈に移行する可能性が高く注意を要するのは、Dである。幅の狭いQRS波形のあとのT波の頂点近くに重なるような形で、心室性期外収縮（幅の広いQRS波形）が発生している。いわゆるR on Tと呼ばれる、心室頻拍や心室細動につながりやすい（テキスト第8版④ p. 36〜38）。

4

12 女性による自宅からの119番通報を受信した。女性に現場の住所を確認した後に、状況を聴取した。女性は「夫が、突然目の前で倒れて、揺すっても反応がない。」と言っている。
　次に、通信指令員が聞くべきことはどれか。1つ選べ。
1．「ご主人の年齢は何歳ですか？」
2．「頸動脈の拍動を触れますか？」
3．「普段どおりの呼吸をしていますか？」
4．「何かの持病で病院にかかっていましたか？」
5．「心肺蘇生の講習を受けたことがありますか？」

[解答・解説]
　目の前で卒倒して反応がないと119番通報で伝える通報者に対して、通信指令員が聞くべき適切な内容を問うている。およその年代がわかれば年齢を確認する優先度は低い。頸動脈の拍動は、一般市民には難しい。「反応がない」などにより心肺停止が疑われる場合は、「普段どおりの呼吸かどうか」を確認し、「普段どおりの呼吸」でなければ心肺蘇生を口頭指導する。死戦期呼吸を「呼吸あり」と認識する場合があるので、「呼吸はしていますか」だけでは不十分である。持病など、既往歴の確認の優先順位は低い。心肺蘇生の講習の経験の有無も、「普段どおりの呼吸かどうか」に比べると優先順位は後になる。
　なお、この設問は、救急救命士ではなく、通信指令員の適切な対応を問うものとなっている点が目新しい。通信指令員への医学的教育の役割を救急救命士が担いつつあることを背景としたものであろうか（テキスト第8版②p.24）。　　　**3**

13 3歳の男児。母親から「様子がおかしい。」との通報で救急要請された。
　救急隊到着時観察所見：意識JCS200。呼吸数6/分。胸部挙上を認める。脈拍は頸動脈で触知し80/分である。
　まず行うべき処置はどれか。1つ選べ。
1．回復体位
2．人工呼吸
3．胸骨圧迫
4．酸素投与
5．エアウエイ挿入

　初期評価で、JCS200、呼吸数6/分、脈拍80/分のバイタルサインを示す3歳に対して、まず行うべき対応を問うている。呼吸数6/分は3歳にしては明らかに徐呼吸（＜10回/分以下）であり、直ちにバッグ・マスクによる人工呼吸を行う。回復体位では人工呼吸ができない。脈拍は60/分以上であり、胸骨圧迫の必要はない。酸素投与は必要であり、バッグ・マスクには酸素チューブを接続して使用する。そのため、酸素投与も必要な処置であるが、1つ選ぶのであれば、人工呼吸だろう。呼吸数が足りないので、まずはそれを補う人工呼吸が優先されよう（テキスト第8版③p.89）。　　**2**

14 60歳の男性。夜間に突然の呼吸困難と動悸とを生じたため、家族が救急要請した。

救急隊到着時観察所見：意識 JCS 1。苦悶様。呼吸数30/分。喘鳴あり。脈拍132/分、不整。血圧80/60mmHg。SpO_2値85％。四肢に冷汗と浮腫とを認める。弁膜症と心房細動で通院治療中であった。

最も可能性が高いのはどれか。1つ選べ。
1．ARDS
2．緊張性気胸
3．気管支喘息発作
4．心原性ショック
5．アナフィラキシーショック

[解答・解説]
　中高年の男性が、夜間に呼吸困難を訴えている。四肢に冷感を認め、血圧も低下していることから、ショック状態と考えてよい。弁膜症と心房細動の既往があり、四肢に浮腫を認め、喘鳴を伴い酸素飽和度が低下していることを考えると心原性ショック、うっ血性心不全を疑う。傷病者は起坐位をとることが多い。ARDSは、急性呼吸促迫症候群（acute respiratory distress syndrome）の略語であり、急に発症し、低酸素血症が明らかで、胸のX線で一部ではなく全体にわたる異常な影があり、心臓が原因でないものをいう。緊張性気胸では、喘鳴や四肢の浮腫は出現しない。気管支喘息だけでは四肢の浮腫は認めない。アナフィラキシーショックであれば、四肢は末梢血管の拡張に伴い温かくなる。また、アナフィラキシーをきたすエピソードの記載がない（テキスト第8版④p.44）。　　4

15 71歳の男性。肝硬変で治療中である。最近、黒色便があり、2日前から意識障害が進み、家族が救急要請した。

救急隊到着時観察所見：意識JCS10。呼吸数18/分。脈拍66/分。血圧132/80mmHg。SpO_2値98％。

この病態でみられる意識障害の特徴はどれか。2つ選べ。
1．認知障害が強い。
2．経過が急性である。
3．瞳孔異常を伴いやすい。
4．神経局在徴候を伴いやすい。
5．意識レベルがよく変動する。

　肝硬変の傷病者では、消化管出血（黒色便から想起する）などを契機として肝性脳症を発生しやすい。肝性脳症の特徴は、意識レベルが、1日のうち、あるいは、1時間のうちでもよくなったり悪くなったり変動し波があることが特徴的である。また昼夜が逆転するなどの認知機能が障害される。
　瞳孔異常はまれである。片麻痺などの神経の局在徴候（大脳の一部分の障害によって起こる徴候）が生じることはまれで、脳全体の機能が低下する。選択肢2.は文の意味がとりづらい（テキスト第8版④p.61）。
　　1、5

16 21歳の女性。「空気が吸い込めない、息苦しい。」と訴えるため、家族が救急要請した。

救急隊到着時観察所見：意識 JCS20。呼吸数42/分。脈拍92/分、整。血圧132/76mmHg。SpO_2値98％。喘鳴は聴取しない。呼吸音の左右差、頸静脈の怒張は認めない。以前にも同様の訴えがあったとのことである。

この傷病者に観察される特徴的な症候はどれか。1つ選べ。

1．発　熱
2．冷　汗
3．嗄　声
4．倦怠感
5．手足のしびれ

[解答・解説]

　若い女性が、酸素飽和度や循環動態などに異常のない呼吸困難を訴え、以前にも同様の症状があった場合には、過換気症候群を疑う。この場合、換気量の増大により血中二酸化炭素濃度が低下し、血液はアルカローシスに傾く（呼吸性アルカローシス）。このとき、手足がしびれ、時に、傷病者の手は"助産師の手"と呼ばれる特徴的な形を示す。

　発熱、嗄声、倦怠感は、過換気症候群に特徴的でない。冷汗を認めた場合は、過換気症候群以外のより重篤な疾患を考える（テキスト第8版④ p.29）。　**5**

17 58歳の男性。動悸がすると訴えた直後に意識を消失して全身の痙攣を起こしたため、家族が救急要請した。

救急隊到着時観察所見：意識 JCS 1。呼吸数26/分。脈拍42/分、不整。SpO₂値96％。尿失禁を認める。痙攣は2～3分持続し、現在は治まっている。

この傷病者にまず行うべき対応はどれか。1つ選べ。

1．回復体位
2．酸素投与
3．着衣の交換
4．除細動器の装着
5．バレー徴候の確認

[解答・解説]
　成人になって生じた初発の全身性の痙攣をみた場合、致死性不整脈による心停止をまず念頭に対応する。本例のように動悸を訴えた直後の痙攣であればなおさらである。短時間の全身性痙攣が心停止の最初の徴候であることは、「JRC 蘇生ガイドライン2010」でも指摘されている。痙攣が治まれば直ちに循環の有無を確認し、循環がなければ直ちに心肺蘇生を開始する。本例のように循環が確認できた場合でも、除細動器を装着するなどして、心電図をモニターし、心室細動などが発生した場合に備える。
　除細動や心肺蘇生が必要となる場合を考えると、回復体位よりは仰臥位での管理が適切である。酸素投与は必要である。ただ、観察の時点で傷病者の酸素飽和度は十分であり、致死性不整脈が発生した場合の根本治療は除細動しかないため、酸素投与より除細動器の装着が優先されるであろう。設問が「2つ選べ」であれば「酸素投与」も正解肢だろう。「AEDの装着のために着衣をはだける」ならよいが、着衣の交換は不要である。バレー徴候は、上肢（と下肢）の軽い不全麻痺を確認する方法である。両手の平を上にしたまま、肘、手首を伸ばし、まっすぐ前に出し、どちらか一方の肘が曲がる、手のひらが内側に回る（回内）、落下が認められればそちら側が陽性で麻痺があると判断する（テキスト第8版③ p.134）。

4

18 55歳の男性。外出中に突然、背部痛が出現し救急要請した。

救急隊到着時観察所見：意識JCS1。呼吸数30/分。脈拍110/分。血圧180/110mmHg。SpO$_2$値96％。背部から腰部へ疼痛部位が移ってきたと訴えている。

考えられる疾患はどれか。2つ選べ。

1．尿管結石
2．緊張性気胸
3．急性心筋梗塞
4．肺血栓塞栓症
5．急性大動脈解離

[解答・解説]

中高齢者で、突然、背部に強い痛みを認め、それが腰部（場合によっては鼠径部から下肢）にかけて移動した場合には、急性大動脈解離を念頭におく。大動脈の中膜に生じた亀裂（解離）の進行に伴って痛みの部位も移動する。前胸部から始まり次第に背部、腹部、腰部へと移動する。頸動脈へ解離が及ぶと時に頸部から頭部にかけて痛みが移動する場合もある。中高齢者の急性大動脈解離は、長期の高血圧の既往のある傷病者に発生することが多い。背部から腰部に移動する痛みとしては、もう1つ、尿管結石についても想定する。尿管結石は、直ちに生命に異常をきたす疾患ではないが、痛みが強く、嘔気・嘔吐を伴うことが多い。この設問では、血圧を高く設定しているが、これは、高血圧の既往を示唆したものか、尿管結石による激しい痛みによるものか、あるいはその両方かのいずれかだろう。

緊張性気胸では、主に胸部痛が生じ、痛みは移動しない。急性心筋梗塞では胸部、背部から頸部、下顎、左上腕などに痛みが放散する。時に移動することもなくはないが、背部から腰部に移動することはほとんどない。肺血栓塞栓症では胸部痛、背部痛を生じるが、背部から腰部に移動することはない。

それにしても、背部から腰部に移動する痛みの問題が頻出している（テキスト第8版④p.42）（p.218のD第19問、p.223のD第26問、p.224のD第27問参照）。

1、5

19 48歳の女性。悪寒戦慄と強い腹痛のため、夫が救急要請した。
救急隊到着時観察所見：意識JCS1。呼吸数26/分。脈拍108/分、整。血圧130/96mmHg。体温37.0℃。左側臥位で膝を抱えるように丸くなり、右上腹部を押さえて震えている。皮膚と眼球結膜の黄染を認めた。
搬送中に注目すべき徴候はどれか。2つ選べ。
1．吐血
2．痙攣
3．発熱
4．徐呼吸
5．血圧低下

[解答・解説]
発熱（悪寒戦慄を伴う場合もある）、右上腹部痛、黄疸とくれば、シャルコーの三徴として、急性胆管炎を疑う所見である（テキスト第8版④p.62では、胆嚢炎の所見として記載されているが、急性胆管炎の所見とするのが一般的であろう）。さらに、意識障害や循環不全（ショック）などが出現したものは、重症急性胆管炎に分類され、速やかに胆道ドレナージ（感染した胆汁の排出）が行われない限り不幸な転帰をたどる。シャルコーの三徴＋意識障害＋ショックは、レイノルズの五徴とされ、重症急性胆管炎（近年は、急性閉塞性化膿性胆管炎という言葉はあまり使われなくなってきた）を疑う所見としてよく知られており、搬送中の意識障害やショックの出現に留意する。また、現場での体温は37.0℃とそれほど高くはないが、悪寒戦慄に伴いこれから急激に体温が上昇する可能性があることも念頭におく。
吐血、痙攣、徐呼吸は、急性胆管炎ではまれである（テキスト第8版④p.62）。　　3、5

20 28歳の男性。夕食後、急に激しい右腰背部痛が出現したため救急要請した。
救急隊到着時観察所見：意識清明。呼吸数22/分。脈拍100/分、整。血圧146/92mmHg。体温36.4℃。悪心を訴え、嘔吐している。
この傷病者でみられる徴候はどれか。1つ選べ。
1．血尿
2．便失禁
3．下肢の冷感
4．持続性勃起
5．睾丸の腫脹

重い物を持ち上げたなどの運動とは関係なく、突然、左右どちらかの激しい、脇腹から腰背部痛が出現した場合、尿管結石を念頭におく。強い痛みによる悪心嘔吐が出現することも多い。尿の流れにより結石が尿管を下降するに従い痛みも背部から腰部へと下降する。痛みは、鼠径部から大腿内側に放散することもある。結石により尿管の内面が傷つき出血し血尿が生じる。30代から40代の男性に多い。
意識消失などで便失禁をきたす。下肢の冷汗は下肢への血流の減少などにより生じる。持続性勃起は会陰部の外傷や頸髄損傷などで生じ、睾丸の腫脹は睾丸炎などで生じる（テキスト第8版④p.69）。　　1

21 81歳の男性。1か月ほど前に転倒してからふさぎ込んでおり、ボーッとしているので、5日前に近医を受診した。うつ状態という診断で内服薬を服用していたが、今朝起きてこないので、家族が救急要請した。

救急隊到着時観察所見：意識 JCS30。呼吸数20/分。脈拍110/分。血圧128/84mmHg。体温37.0℃。SpO₂値98％。右上肢は疼痛刺激に反応しない。項部硬直はない。

考えられる疾患はどれか。1つ選べ。

1. 脳　炎
2. 被殻出血
3. 脳幹出血
4. くも膜下出血
5. 慢性硬膜下血腫

[解答・解説]
　高齢者が転倒などにより頭部を打撲し、その後、3週間から2カ月程度の間に、意識障害や麻痺が徐々に進行した場合は、慢性硬膜下血腫を疑う。高齢の男性、とくにアルコール飲酒者に多く、認知症やうつ病などと誤認されることがある。
　脳炎では、数日の経過で進行することが多く、高熱となることが多い。被殻出血、脳幹出血では、発症直後から数時間程度で意識障害や麻痺などが明確になる。くも膜下出血は、突然の頭痛や意識障害で発症することが多い（テキスト第8版⑤ p.46）。
5

22 40歳の男性。左顎をおさえうずくまっているのをみて、周りの人が救急要請した。3日前より痛みが出現し、歯科クリニックで飲み薬が出されていた。救急搬送を拒否している。

救急隊到着時観察所見：意識清明。呼吸数22/分。脈拍94/分、整。血圧120/72mmHg。体温37.4℃。SpO₂値98％。吸気性の喘鳴が聞かれる。顔の写真（別冊 No.7）を別に示す。

この傷病者に対する適切な対応はどれか。1つ選べ。

1. 同意を得た上で不搬送とする。
2. かかりつけの歯科クリニックに行くよう助言する。
3. かかりつけの歯科クリニックに搬送することを説得する。
4. 入院治療が可能な二次救急医療機関に搬送することを説得する。
5. 救命救急センターに搬送することを説得する。

別　冊
No. 7　写　真

左顎に強い痛みがあり、左下顎から頸部にかけて発赤腫脹している。齲歯、歯周炎などからの炎症が下顎から頸部周辺に波及したのだろうか。頸部へ炎症が及んだ際に留意すべきは、炎症に伴う腫脹による上気道閉塞である。吸気性の喘鳴は、その初期症状の場合がある。上気道が完全に閉塞すると窒息に陥るため、その前に気管挿管や輪状甲状間膜穿刺・切開などによる気道の確保が必要になる。その対応が可能な病院に傷病者を搬送する。
　気道閉塞による窒息死の危険があるため不搬送とするのは適切でない。かかりつけの歯科クリニックでは気道閉塞が切迫する状況に対応できない。二次救急医療機関によっては対応可能なところもあろうが多くは困難であろう（テキスト第8版④ p.110）。
5

23 60歳の男性。痩せ型。30分前に突然始まった胸痛と呼吸困難とのため、救急要請した。

救急隊到着時観察所見：意識清明。呼吸数32/分。脈拍108/分、整。血圧（触診）82mmHg。SpO₂値は測定できず。体温36.4℃。全身に発汗著明。右呼吸音は聴取できない。

この傷病者で観察される他の所見はどれか。1つ選べ。

1．奇　脈
2．頸静脈虚脱
3．右肋間の開大
4．気管の右方偏位
5．右胸部打診で濁音

[解答・解説]
　胸痛が突然始まり、呼吸困難、ショック状態を呈し、SpO₂が低下している。右呼吸音が消失している。突然の胸痛で留意すべきものには、急性心筋梗塞などの急性冠症候群、急性大動脈解離、肺血栓塞栓症、緊張性気胸、特発性食道破裂などがあげられる。どれも呼吸困難が生じておかしくないが、このうち、片側の呼吸音が消失するのは、緊張性気胸か特発性食道破裂におよそ限られる。緊張性気胸は、高齢の男性であれば、喫煙などの肺気腫などを背景として、肺のブラ・ブレブと呼ばれる薄くなった部分が自然に破裂して生じることが多い。肺からもれた空気が胸腔内にたまり（打診では鼓音を呈する）、右胸腔内の圧が高まり、患側の胸郭は膨隆し、肋間は開大する。患側肺は押しつぶされる。縦隔は健側に押しやられ、気管も正中から健側に偏位する。胸腔内圧の上昇により頸静脈は怒張する。特発性食道破裂は、嘔吐の際の食道内圧の上昇によって食道が破裂するものであり、食道の破裂部から胃内容物や血液が胸腔に漏出し、これにより無気肺が生じて呼吸音が減弱する。本設問では嘔吐などのエピソードがなく、食道破裂は対象から外れる。奇脈は、心タンポナーデに特徴的であるが、緊張性気胸でもみられる。多くの受験者は3.を選択し、国家試験の正解も3.であろうが、1.も正解としてよいのではないか。

　ちなみに、設問では「痩せ型」と傷病者の体型を設定しているが、高齢者の自然気胸には、体型的な特徴はないとする意見が多い（若年者の自然気胸は長身痩せ型の男性に多い）（テキスト第8版④ p.33～34）。

3（ただし1でもよい）

24 30歳の女性。身長180cm。体重50kg。家事を行っていたところ、突然胸痛が出現したため、救急要請した。

　救急隊到着時観察所見：意識清明。呼吸数24/分。脈拍42/分、整。血圧86/46mmHg。SpO₂値94％。皮膚は冷たく、冷汗と嘔吐とを認め、胸痛は持続している。心電図モニター波形（別冊No.8）を別に示す。

　考えられる疾患はどれか。2つ選べ。

1．急性心膜炎
2．急性心筋梗塞
3．肺血栓塞栓症
4．急性大動脈解離
5．胸部大動脈瘤破裂

別　冊
No. 8　図

[解答・解説]
　長身痩せ型の若年者が突然の胸痛を訴えた場合、緊張性気胸とマルファン症候群に伴う急性大動脈解離を念頭におく。この設問では、ショック状態であるにもかかわらず酸素飽和度がそれほど低下していないこと、高度の長身であることを考えるとマルファン症候群に伴う急性大動脈解離を想定する。マルファン症候群は、常染色体優性遺伝の形式をとる、結合組織の異常によって生じる先天性疾患で、長い手足を伴った高身長、水晶体の亜脱臼などの眼症状、大動脈解離などの心血管系の異常が特徴である。マルファン症候群に伴う急性大動脈解離は、高血圧などを背景としたものとは異なり、30歳前後と比較的若年者で発症する。マルファン症候群に限らず急性大動脈解離では、上行大動脈に解離が及ぶと、上行大動脈から分岐する冠動脈の血流が障害され、急性心筋梗塞を合併する場合がある。別冊No.8の心電図モニター波形は、ST上昇を認めており（完全房室ブロックも認める）、これを示唆している。急性心膜炎でも胸痛は生じるが、設問の設定ほど急速な症状の出現を呈することはまれである。肺血栓塞栓症は、若い女性では妊娠、ピルの内服、長期の坐位などによって生じることがある。胸部大動脈瘤破裂は、若年者では非常にまれである（テキスト第8版④p.42）。

2、4

25 67歳の男性。大酒家である。突然大量の吐血を来し、家族が救急要請した。

救急隊到着時観察所見：意識JCS 2。呼吸数32/分。脈拍120/分、整。血圧78/60mmHg。体温35.6℃。SpO₂値90%。眼瞼結膜に貧血と眼球結膜に黄疸とが認められる。口渇を訴えている。

搬送中の対応で適切なのはどれか。2つ選べ。

1．水を飲ませる。
2．酸素を投与する。
3．口腔内を吸引する。
4．ファウラー位にする。
5．電極パッドを装着する。

[解答・解説]
大酒家である60代の男性が、吐血をきたして黄疸がでている。アルコール性肝硬変による胃食道静脈瘤破裂、出血性ショックといった想定であろう。循環血液量の減少に伴い傷病者には口渇が生じるが、再度の嘔吐やそれに伴う誤嚥などの可能性があるため、水は飲ませない。酸素飽和度の低下があり、ショック状態なので酸素投与は必須である。吐物が口腔内に残っていれば口腔内を吸引することも悪くはない。血圧が低下しており、ファウラー位は適切でない。呼吸循環状態が不安定なので、電極パッドを装着し、状態の変化の把握のために、脈拍、心電図などをモニターしたい。優先順位からすると、2、3、5だろうか（テキスト第8版④ p.54～55）。

2、3（2、5でもよい）

26 28歳の女性。自宅で意識を消失しているのを家族が発見したため、救急要請した。

救急隊到着時観察所見：意識JCS 300。呼吸数6/分。脈拍70/分、整。血圧120/70mmHg。体温35.8℃。SpO₂値85%。傷病者の部屋には大量の空の薬包が散在していた。

現場での応急処置として**適切でない**のはどれか。1つ選べ。

1．保　温
2．人工呼吸
3．酸素投与
4．回復体位
5．薬包の保存

現場の状況から、自殺企図による急性医薬品中毒を疑う。深昏睡、徐呼吸となり、酸素飽和度が低下している。循環状態は比較的安定している。熱発していないので保温してもよい。気道を確保し、徐呼吸に対して人工呼吸が必要である。酸素飽和度も低下しており酸素投与も必要である。気道確保と人工呼吸の実施のために回復体位は適切でなく、仰臥位が適している。傷病者の病態をより詳細に理解するため、薬包を保存し、傷病者とともに医療機関に搬送し、医師に情報提供する（テキスト第8版⑤ p.147）。

4

27 65歳の女性。2か月前より顔と下腿とのむくみを認め、傾眠がちであった。トイレから戻る際に足に力が入らないような感じで倒れこんだため、救急要請された。

救急隊到着時観察所見：意識JCS300。呼吸数18/分。脈拍66/分、整。血圧168/50mmHg。瞳孔2.5mm。左右差はない。皮膚は乾燥し、緊張が低下している。頭髪・腋毛の脱落が著しく、眼瞼と下腿とに浮腫を認める。

最も疑う病態はどれか。1つ選べ。

1．腎不全
2．心不全
3．低血糖
4．脳血管障害
5．甲状腺機能低下

[解答・解説]
　顔面と下腿の浮腫、活力の低下、脱力、皮膚の乾燥、脱毛は、橋本病などによる甲状腺機能低下症でみられる所見である。甲状腺ホルモンは、全身の細胞に対してエネルギーの利用を促すホルモンであり、低下すると全身の細胞がエネルギーを使用できなくなる。エネルギーを使用できないため、活力の低下、脱力、皮膚の乾燥、脱毛などが生じる。粘液水腫と呼ばれる粘液状物資が皮下に沈着する。そのため、通常の浮腫と違い、指で押しても圧痕が残らない。
　腎不全、心不全では浮腫が出現するが、脱毛、皮膚の乾燥などが合わない。低血糖や脳血管障害と浮腫の関連は低い（テキスト第8版④ p.76）。　**5**

28 36歳の女性。気管支喘息の既往がある。飼育しているハムスターに指を咬まれた。数分後より呼吸困難が出現し、救急要請した。

救急隊到着時観察所見：意識JCS1。呼吸数20/分。脈拍96/分、整。血圧70/40mmHg。体温36.0℃。全身皮膚の紅潮を認め、喘鳴を聴取する。

考えられる病態はどれか。1つ選べ。

1．閉塞性ショック
2．神経原性ショック
3．敗血症性ショック
4．アナフィラキシーショック
5．循環血液量減少性ショック

　ハムスターに指を咬まれた直後から、呼吸困難、全身皮膚の紅潮、喘鳴、血圧低下というアナフィラキシー症状が出現している。ペットのハムスターなどのげっ歯類の唾液はアナフィラキシーショックの原因となり、死亡例も報告されている。
　閉塞性ショック、循環血液量減少性ショックでは、全身皮膚の紅潮はみられない。神経原性ショックでは喘鳴を認めず、徐脈になる。敗血症性ショックでは、体温の上昇または低下を認めることが多く、喘鳴はきたさない（テキスト第8版② p.145、③ p.20）。　**4**

29 58歳の男性。後縦靱帯骨化症を指摘されていた。酩酊状態で帰宅し、自宅玄関で転倒した。その夜は家族が寝室まで引きずっていき寝かせた。翌朝になって起き上がれないため、家族が救急要請した。

救急隊到着時観察所見：意識清明。呼吸数18/分。脈拍66/分、整。血圧102/60mmHg。体温36.0℃。SpO₂値95％。前額部に挫創を認める。

この傷病者にみられる可能性の高い神経学的異常所見はどれか。1つ選べ。

1．球麻痺
2．顔面を除く片麻痺
3．顔面を含む片麻痺
4．下肢に強い四肢麻痺
5．上肢に強い四肢麻痺

[解答・解説]
後縦靱帯骨化症のある男性が前額部から転倒している。後縦靱帯骨化症などにより頸部の脊柱管の狭窄がある傷病者が、転倒程度の比較的軽い衝撃によって頸部を伸展させる外力を受けると中心性脊髄損傷をきたすことがある。この場合、上肢に強い四肢麻痺を生じる。

球麻痺とは脳幹の障害によって嚥下障害や構語障害などをきたすものをいう。頸髄の半側損傷であれば、顔面を除く片麻痺が出現してもよいが、設問の受傷機転では半側損傷はきたさない。頭部外傷であれば、顔面を含む片麻痺が生じてもよいが、そのような状況では、意識清明とはならない。下肢の強い四肢麻痺は、脳性麻痺などでみられることがある（テキスト第8版⑤ p.60〜61）。　　　　5

30 9歳の男児。5日前にバーベキューを行い、ソーセージ、ハンバーグ、卵および生野菜を食べた。2日前より血便、腹痛および微熱が出現した。今朝から元気がなく、尿の色が褐色となり、一過性の意識消失があったため家族が救急要請した。

救急隊到着時観察所見：ぐったりしているが呼名に反応する。呼吸数32/分。橈骨動脈の拍動は微弱である。脈拍136/分。SpO_2値98％。

最も疑われる食中毒の原因菌はどれか。1つ選べ。

1．赤痢菌
2．サルモネラ
3．ボツリヌス菌
4．黄色ブドウ球菌
5．腸管出血性大腸菌

[解答・解説]

生肉、加熱不十分な肉には、腸管出血性大腸菌による食中毒のリスクがある。腸管出血性大腸菌の感染は、およそ3～8日の潜伏期をおいて頻回の水様便、激しい腹痛で発症し、まもなく血便（出血性大腸炎）となる。発熱はあっても、多くは一過性で高熱とならない。なかには、発症から、およそ5～7日後に溶血性尿毒症症候群（HUS）（赤色から褐色のヘモグロビン尿を認める）や脳症などに至る場合がある。

赤痢菌は、糞尿などから食物や水などを経由し、経口感染し、血性の水溶性下痢を起こす。悪寒を伴う急激な発熱をきたすことが多い。サルモネラ食中毒は、腹痛、嘔吐、下痢（時に粘血便）が生じ、高熱がでる。潜伏期間は半日～数日である。ボツリヌス菌は、クロストリジウム属の嫌気性桿菌であり、ボツリヌス毒素を作り出す。多くはボツリヌス毒素を含んだ食物を食べることで発生する。下痢、嘔吐などの消化器症状の後、複視、四肢麻痺などが生じる。黄色ブドウ球菌による食中毒では激しい嘔吐が起こることが多い。潜伏期間が短く2～3時間で発症する（テキスト第8版④p.115）。

31　2歳の男児。39.5℃の発熱と一過性の痙攣があったため家族が救急要請した。

　救急隊到着時観察所見：ぐったりとして元気がない。呼吸数44/分。上腕動脈の触知良好。脈拍144/分。SpO₂値92%。全身は紅潮しており触れると熱い。

　救急処置と搬送中の対応で正しいのはどれか。1つ選べ。

1．前額部を氷冷する。
2．仰臥位を取らせる。
3．全身を毛布でくるむ。
4．酸素マスクを口元にかざす。
5．疼痛刺激を与え意識を確認する。

[解答・解説]
　2歳の乳児が高熱となり一過性の痙攣を起こしている。5歳以下の発熱した子どもの、救急隊到着時にはすでに停止している痙攣の多くは熱性痙攣である。頻呼吸や酸素飽和度の低下があることから、高熱の原因は肺炎などであろうか。酸素飽和度が下がっており、酸素の投与は必須である。マスクの装着は嫌がるだろうから、口元にかざすのでよいだろう。
　搬送中に積極的に冷却する必要はない。薄着にするぐらいがよいであろう。全身を毛布でくるむのは不適切である。冷却するにしても前額部は選択しない。無理に仰臥位をとらせると泣いてしまい、かえって呼吸状態が悪化することがあるので、母親に抱いてもらうのがよい。疼痛刺激は泣かせてしまう（テキスト第7版 p. 739、テキスト第8版④ p. 131）。　　　　4

32　89歳の男性。認知症のためデイサービスに通所している。不眠傾向のため、3日前から睡眠薬の服用を始めた。一旦寝付いたが、深夜より異常行動が出現したため、救急要請となった。

　救急隊到着時観察所見：意識 JCS 3。呼吸数24/分。脈拍96/分、整。血圧144/80mmHg。体温37.2℃。SpO₂値92%。人のいない方向に向かって独り言を話し、介助に抵抗する。

　考えられる病態はどれか。1つ選べ。

1．躁状態
2．パニック
3．昏迷状態
4．うつ状態
5．せん妄状態

　高齢者は、睡眠のサイクルが変わるとせん妄状態に陥ることがある。軽度の意識混濁に、幻覚、妄想が現れ、大声をあげたり暴れたりする。夜間のみに現れる夜間せん妄は、とくに高齢者に多い。
　躁状態は、感情や意欲が高揚、亢進した状況で、爽快気分（気分は爽快で楽しくて仕方がない）、行為心迫（何か行動しなければと焦っている）、観念奔逸（考えが次々と方向も決まらずにほとばしり出る）などの症状が起こる。パニック障害は、なんら誘発なく突然に、「このまま死んでしまう」などの強い不安、恐怖を伴う動悸胸痛、窒息感などの症状が出現する。昏迷状態は、開眼や開口しようとすると抵抗し、傷病者は何も言わず、動こうとしないが、外部の状況は認識している状況である。うつ状態は、躁状態と対象的で、思考、感情、意欲がともに減退した状態である（テキスト第8版④ p. 176）。　　　　5

33 32歳、妊娠27週の妊婦。突然、水様の液体が大量に膣から流出してきたとのことで、旅行先のホテルから救急要請があった。

救急隊到着時観察所見：意識清明で、呼吸循環系に特別な所見を認めない。腹痛はなく、胎動を感じる。横になっていれば、流出を認めない。自宅までは新幹線で2時間を要するとのことである。衣服が濡れており、シャワーを浴びることを希望している。

適切な判断はどれか。2つ選べ。
1．シャワーを浴びさせる。
2．速やかに医療機関へ搬送する。
3．液体の流出状況により搬送先を決定する。
4．搬送先の選定にはNICUの有無を考慮する。
5．自宅近くのかかりつけ医療機関への搬送を考慮する。

[解答・解説]
　妊娠27週の妊婦の膣から、水様の液体が流失したのであれば、前期破水を考える。前期破水は、陣痛開始前に破水することである。破水すると子宮内感染、早産、臍帯圧迫、臍帯脱出などの危険があるため、腹痛はなく胎動を感じたとしても、直ちに医療機関を受診する必要がある。27週の胎児の状況を考えるとNICUのある施設への搬送が望ましい。シャワーを浴びるよりも早期搬送が優先される。子宮内感染を避けるためにもシャワーは不適切である。搬送先の選定に、羊水の流出の状況は影響しない。自宅近くのかかりつけ医療機関が、総合周産期医療センターであったとしても、設問の想定では遠方すぎる（テキスト第8版④p.166）。

2、4

34 10歳の女児。ビルの4階から飛び降りたのを目撃した母親が救急要請した。

救急隊到着時観察所見：意識JCS30。呼吸数30/分。脈拍128/分、整。血圧（触診）70mmHg。SpO₂値85％。左胸部の呼吸音が消失し、触診で握雪感を認める。また、皮膚冷汗があり、両大腿の変形と開放創とを認める。インフルエンザで投薬を受けていると聴取した。

疑われるのはどれか。2つ選べ。

1．出血性ショック
2．閉塞性ショック
3．心原性ショック
4．敗血症性ショック
5．神経原性ショック

[解答・解説]
救急隊到着時には、皮膚冷汗、頻脈、血圧低下がありショック状態である。握雪感は皮下気腫の存在を示し、皮下気腫は呼吸器の損傷を示唆する。左胸の呼吸音が減弱していることを考えると、左肺、気管・気管支の損傷などによる気胸（または血気胸）を考える。酸素飽和度の低下もこれを支持する。この場合、ショックの原因として緊張性気胸による閉塞性ショックを考えなければならない。また、両大腿は変形し開放創があれば、この部分からの出血もショック（出血性ショック）の原因に十分になり得る。

心筋挫傷などがあると心原性ショックになる。この場合、不整脈や心電図変化などがみられることが多い。受傷後、短時間では敗血症性ショックにはならない。神経原性ショックは、脊髄損傷に伴って生じるが、この場合、徐脈になる。

未成年者が抗インフルエンザ薬の服用後に異常行動を起こし、転落死するなどの例が報告されている。ただしインフルエンザ感染による中枢神経への影響か、インフルエンザに対して処方された抗ウイルス薬の影響かは必ずしも明らかでない（テキスト第8版⑤ p.26～27）。

1、2

35 30歳の男性。バイクで走行中、フェンスに激突し受傷した。

　救急隊到着時観察所見：意識JCS 1。呼吸数32/分。脈拍120/分。血圧90/68mmHg。創部からの活動性出血はない。病院搬送時の写真（別冊No.9）を別に示す。

　この傷病者に対する現場活動について適切なのはどれか。2つ選べ。

1．右下肢を副子固定する。
2．異物をタオルで固定する。
3．ログロールで背部を観察する。
4．右大腿上部をエスマルヒ駆血帯で緊縛する。
5．両膝上部にストラップをかけてバックボードに固定する。

別冊 No.9 写真

[解答・解説]
　写真（別冊No.9）は、バイクでの衝突の際に生じたフェンスの鉄柱（？）による右大腿の杙創を示している。頻脈、血圧低下から出血性ショックが疑われるが、活動性の外出血はない。ショック状態でロードアンドゴーの適応であり、副子固定は車内収容後に行うほうがよい（設問では血圧の値も与えられているが、血圧の測定も車内収容後でよいだろう）。異物が貫通している場合、不安定で抜けないように、タオルなどで固定する（ただ、設問のような大きく重量感のある異物の場合、タオルでの固定で効果があるか疑問がなくはない）。骨盤周辺に皮下出血斑があり骨盤骨折が否定できず、また大きな穿通異物があるのでログロールでの背部観察は適当でない。活動性出血を認め、圧迫止血で対応できないときには、エスマルヒ駆血帯などでの緊縛を考慮する。脊髄脊椎損傷の可能性があるためバックボード固定は必要である（テキスト第8版⑤ p.35）。

2、5

36 65歳の男性。飲食店で転倒し、数分意識がなかったため目撃者が救急要請した。

　救急隊到着時観察所見：意識JCS 1。血圧180/90mmHg。脈拍72/分、不整。呼吸数24/分で、強いアルコール臭を認める。脳梗塞の既往歴があり内服加療中である。本人はそのまま自宅に戻りたいと主張している。

　救急隊の判断として適切なのはどれか。1つ選べ。

1．かかりつけ医に連絡する。
2．本人の希望通りに帰宅させる。
3．家族を呼んで家族同伴で帰宅させる。
4．頭蓋内病変を検索できる医療機関に搬送する。
5．明日かかりつけ医を受診するよう説得し帰宅させる。

　転倒し数分間意識がなかったという想定である。滑るなどして転倒し頭部を打ち付け、脳震盪などによって意識がなくなった場合と、なんらかの原因（例えば脳卒中など）で意識が消失したために転倒し、そのまましばらく意識を失っていた場合の2つが考えられるが、いずれにしても、頭蓋内病変の検索が必要となる。脳梗塞の既往があって抗血小板薬などを内服していれば、頭蓋内出血などリスクが高くなるため、慎重な対応が求められる。かかりつけ医では対応困難である。傷病者の帰宅希望があっても、家族がいたとしても、安易に帰宅させてはいけない。明日ではなくすぐに頭蓋内病変を精査すべきである（テキスト第8版⑤ p.49）。

4

37 55歳の女性。歩行中に後方から来た軽トラックにはねられ、目撃者が救急要請した。

救急隊到着時観察所見：意識清明。呼吸数28/分。脈拍112/分。血圧140/78mmHg。鼻出血ならびに耳出血を認める。血液が付着したガーゼの写真（別冊 No. 10）を別に示す。

この傷病者でみられるのはどれか。1つ選べ。

1．嗄　声
2．対麻痺
3．舌の偏位
4．表情筋麻痺
5．肩の挙上困難

```
┌─────────────┐
│    別　冊    │
│ No. 10  写　真 │
└─────────────┘
```

38 40歳の男性。野球の打球が前胸部にあたって受傷し救急要請した。

救急隊到着時観察所見：意識清明。呼吸数16/分。脈拍116/分、不整。血圧80/60mmHg。SpO₂値98％。頸静脈怒張を認める。心疾患の既往は無い。心電図モニターの波形（別冊 No. 11）を別に示す。

この傷病者に観察されるのはどれか。1つ選べ。

1．奇脈を認める。
2．奇異呼吸を認める。
3．胸郭の膨隆を認める。
4．収縮期雑音を聴取する。
5．前胸部に握雪感を認める。

別　冊
No. 11　図

[解答・解説]
前胸部に野球の打球があたり、その後、頻脈、不整脈、血圧低下、頸静脈の怒張を認めており、外傷性の心タンポナーデを疑う。心タンポナーデは、血圧低下、心音減弱、静脈圧上昇（ベックの三徴）と奇脈を認める。心電図モニター（別冊 No. 11）では、STの上昇と、心室性期外収縮（二連発）を認めている。心筋挫傷に伴うものだろう。心タンポナーデの心電図の特徴は、低電位になることだが、それははっきりしない。

奇異呼吸は、フレイルチェストなど、吸気時に陥凹し、呼気時に突出する正常とは逆の呼吸運動をいう。緊張性気胸などが生じれば胸腔内圧の上昇によって胸郭の膨隆を認める。この場合、頸静脈怒張や血圧低下などを認めるが、酸素飽和度も低下する。心タンポナーデでは心音が減弱するため、心雑音があったとしても聴き取りにくくなる。握雪感は、皮下気腫を示唆し、呼吸器の損傷箇所を通じて、皮下に空気がたまるものである。気胸などの際に生じる（テキスト第8版⑤ p.65）(p.225のD第29問参照)。　　1

39 58歳の男性。自宅の屋根にブルーシートを掛けようとして梯子の上から落ち、音に気付いた家族が救急要請した。

救急隊到着時観察所見：意識JCS1。呼吸数26/分。脈拍118/分。血圧90/72mmHg。顔面蒼白で大量の発汗がみられ、腰部から臀部と股関節付近との痛みを訴えている。両下肢に疼痛はないが下肢長に左右差がみられている。

現場で行う処置として適切なのはどれか。1つ選べ。
1．シーツラッピングを行う。
2．ログロールで背面を観察する。
3．外尿道口からの出血を確認する。
4．下肢を牽引して下肢長を揃える。
5．バッグ・バルブ・マスクで換気する。

[解答・解説]
　はしごから転落し、頻脈、血圧低下、顔面蒼白、発汗を認めており、ショック状態と判断してよい。骨盤周辺の痛みを訴え、下肢長差を認めることから、骨盤骨折を疑う。この場合、布などがあればシーツラッピングなどで固定すると骨盤の安定が期待できる。骨盤骨折を疑えばログロールは不適切で、ログリフト、フラットリフトなどで対応する。ショック状態で、ロードアンドゴーの適応であるので、必要不可欠な観察と処置だけを行い直ちに搬送を開始する。そのため外尿道口からの出血の確認は現場ではなく、救急車での搬送中の詳細観察で行う。下肢を正常位に戻すのはよいが、下肢の牽引は不適切である。高流量の酸素投与は必要であるが、バッグ・マスクでの換気は不要である（テキスト第8版② p.161）。

1

40 57歳の男性。変電所での作業中、右手が高圧電線に接触したため同僚が救急要請した。

救急隊到着時観察所見：意識JCS200。呼吸数16/分。脈拍96/分、整。血圧98/40mmHg。右手の写真（別冊No.12）を別に示す。

皮膚所見の原因で正しいのはどれか。1つ選べ。
1．火焔による熱傷
2．高温固体による熱傷
3．ジュール熱による熱傷
4．アーク放電による熱傷
5．スパーク（火花）による熱傷

別　冊
No. 12　写　真

　高圧電線に右手が接触して受傷した電撃症の傷病者である。別冊No.12は、手指の手掌側が凝固壊死をきたし、表面が焦げている。電気が流れた際に、電気抵抗の高い皮膚でジュール熱が発生したことによる。
　電撃症でも、アーク放電やスパークの際に着衣などに着火し、燃えることで火焔熱傷をきたすことがある。設問では、高圧電線に触れた部分だけの損傷であり、当てはまらないだろう。高温固体に触れたわけではないので、高温固体による熱傷は当てはまらない。アーク放電は、高電圧の場合に直接触れていなくても生じる放電のことである。瞬間的に高温となり、電紋（シダの葉状のⅠ度熱傷）などを生じる。スパークは電源や点火点に生じる火花である（テキスト第8版⑤ p.121）。

3

41 60歳の男性。様子がおかしいことに家族が気づき救急要請した。

　救急隊到着時観察所見：意識JCS 3。呼吸数30/分。脈拍100/分、整。血圧140/70mmHg。SpO₂値94％。傷病者本人が農薬を数口摂取したと述べている。瞳孔所見（別冊No. 13）を別に示す。

　この傷病者に**みられない**のはどれか。1つ選べ。

1．発　汗
2．流　涎
3．出血傾向
4．筋線維性攣縮
5．気道分泌亢進

別冊 No. 13 写真

[解答・解説]
　農薬を服毒し、軽度の意識障害を起こし、頻呼吸、頻脈をきたしている。両側の瞳孔は、極端に縮瞳している。（別冊No. 13写真）農薬による縮瞳をみたときは、有機リン中毒を疑う。副交感神経刺激症状により、縮瞳、流涙、流涎、気道分泌の亢進をきたし、交感神経刺激症状として、頻脈、血圧上昇などをきたす。また、神経筋接合部刺激症状として、筋線維性攣縮（筋肉の表面が小さく痙攣する）、筋力低下、呼吸筋麻痺を認める。中枢神経刺激症状も認め、不穏や意識障害をきたす。出血傾向は認めない（テキスト第8版⑤p. 150〜151）。　**3**

42 30歳の女性。自宅の部屋で倒れているのを発見され救急要請された。

　救急隊到着時観察所見：意識JCS100。呼吸数25/分。脈拍110/分、整。血圧150/90mmHg。体温39℃。SpO₂値95％。瞳孔左右同大5mm、対光反射を認める。発汗と四肢の硬直が著しい。身体に創傷は認められない。現場に空注射器と空薬包が落ちていた。

　急性薬物中毒として最も疑わしい薬物はどれか。1つ選べ。

1．大　麻
2．モルヒネ
3．バルビツール酸
4．ベンゾジアゼピン
5．メタンフェタミン

　意識障害、頻脈、血圧上昇、体温上昇、瞳孔散大、発汗と四肢の硬直をきたす薬毒物が問われている。このような症状は、覚醒剤中毒（アンフェタミン、メタンフェタミン）で特徴的である。交感神経刺激作用により散瞳、発汗、口渇、頻脈、高血圧、高体温をきたす。筋の硬直、意識障害が出現し、さらに重篤になるとショック、不整脈、突然死に至る。大麻は、大麻草などをパイプやタバコに巻いて吸煙して使用する。多幸感、食欲亢進などがみられる。錯乱、幻覚・妄想などを生じることもある。バルビツール酸は、抗てんかん薬、抗不安薬、睡眠薬などに含まれ、中枢神経の抑制作用が強く、多量の服用で、意識障害、呼吸抑制、血圧低下、体温低下などをきたす。ベンゾジアゼピンも鎮静薬、抗不安薬、睡眠導入薬などに含まれる。もっとも多く使用されている睡眠薬である。大量服用により傾眠、構語障害、運動失調、呼吸抑制などをきたすが、血圧低下などの循環抑制は少ない（テキスト第8版⑤p. 156〜157）。　**5**

43 28歳の男性。海水浴中に溺れたため一緒にいた友人が救急要請した。

救急隊到着時観察所見：意識 JCS100。呼吸数36/分。血圧140/64mmHg。SpO_2値70％。

この傷病者にみられる徴候はどれか。2つ選べ。

1．湿性ラ音
2．血色素尿
3．眼瞼溢血斑
4．泡沫状喀痰
5．胸部皮下気腫

[解答・解説]
溺水によって、意識障害、呼吸障害をきたした傷病者にみられる徴候が問われている。酸素飽和度が著しく低下している。乾性溺水の場合（2％程度であり、従来考えられていたほど多くないとされる）もあるが、溺水の多くは、液体が肺にまで流れこむ（湿性溺水）ため、聴診所見では湿性ラ音を認める。また、ピンク状の泡沫痰を喀出する。血色素尿は、赤血球が大量に破壊された場合などに、尿にヘモグロビンが漏出した状態である。眼瞼溢血斑は、外傷性窒息の際などに生じる。胸部皮下気腫は、気管、気管支、肺などの損傷による気胸や、胸壁の損傷による開放性気胸などの際にみられる（テキスト第8版⑤ p.161）。

1、4

35

午　　後

別　　冊

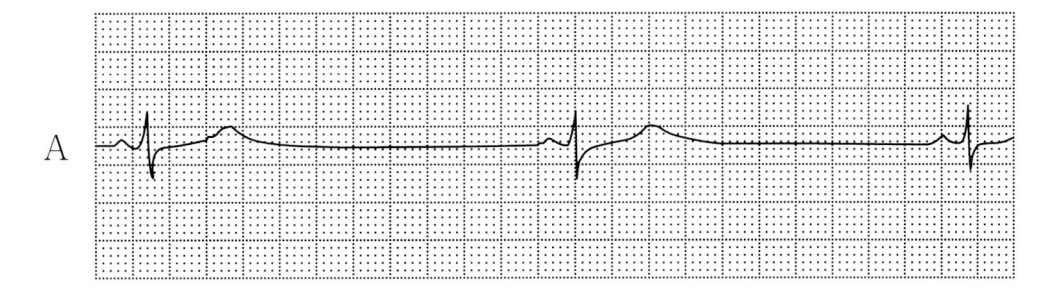

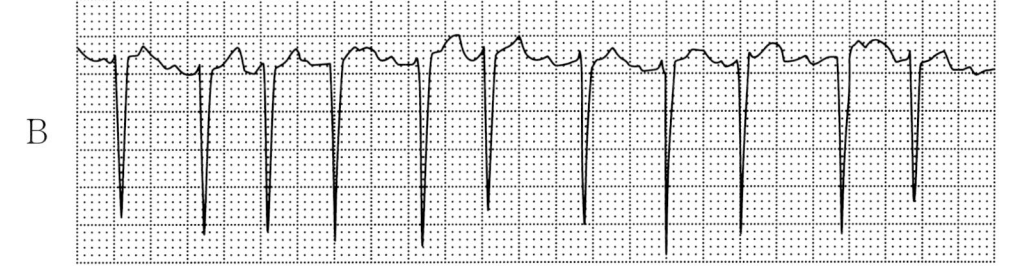

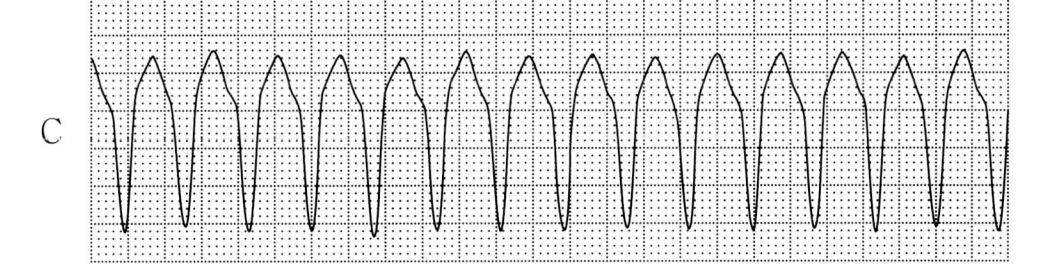

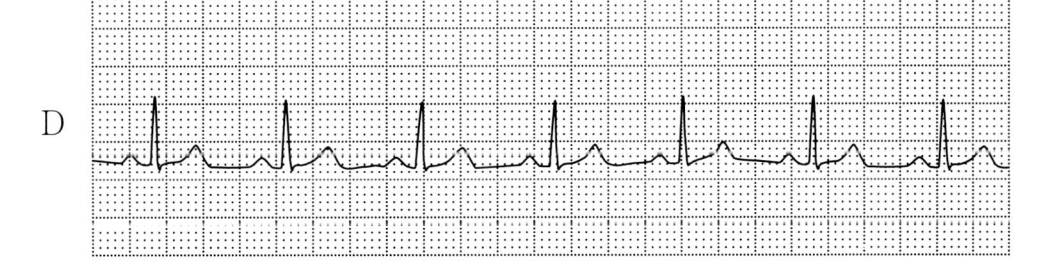

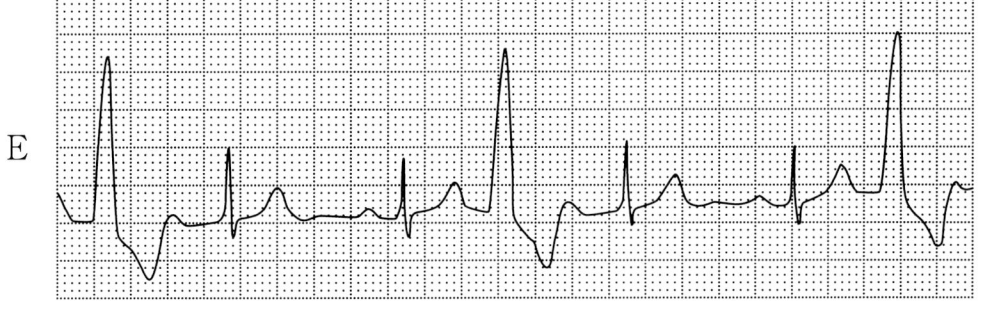

No. 1 図　　　　　　　　　　　　　　（C　問題3）

A

B

C

D

E

No. 2 図 （C 問題5）

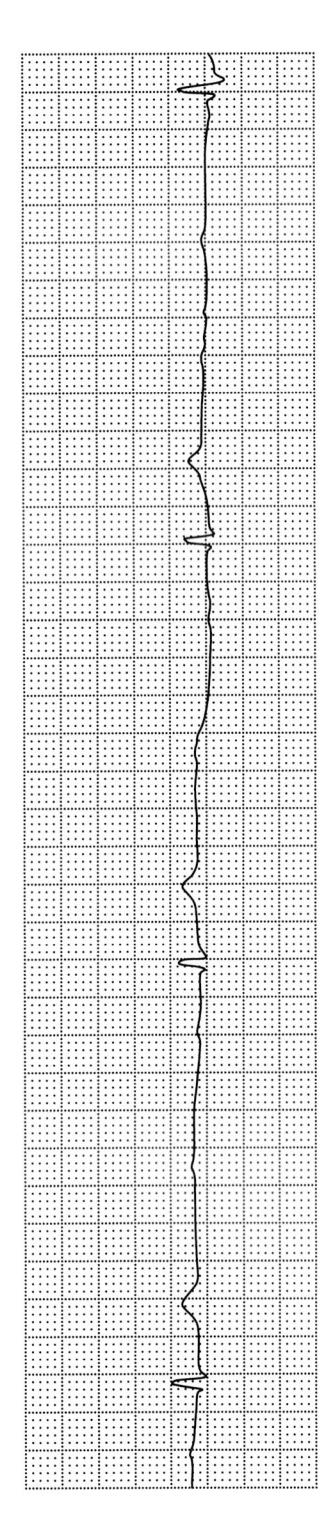

No. 3　A　写　真　　　　　（D　問題1）

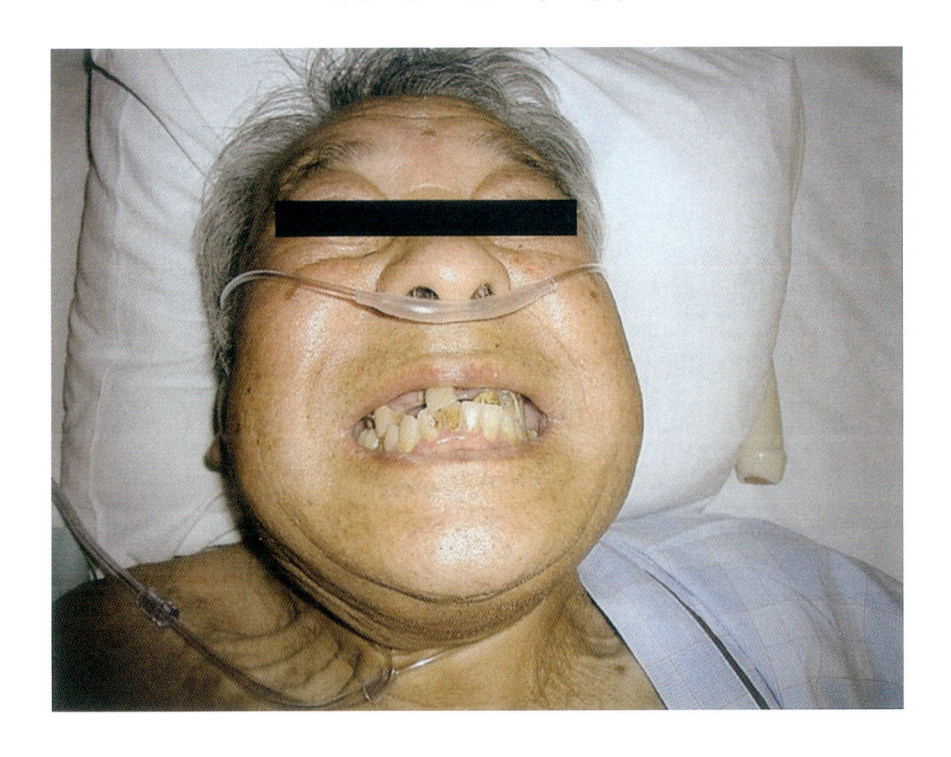

No. 3　B　写　真

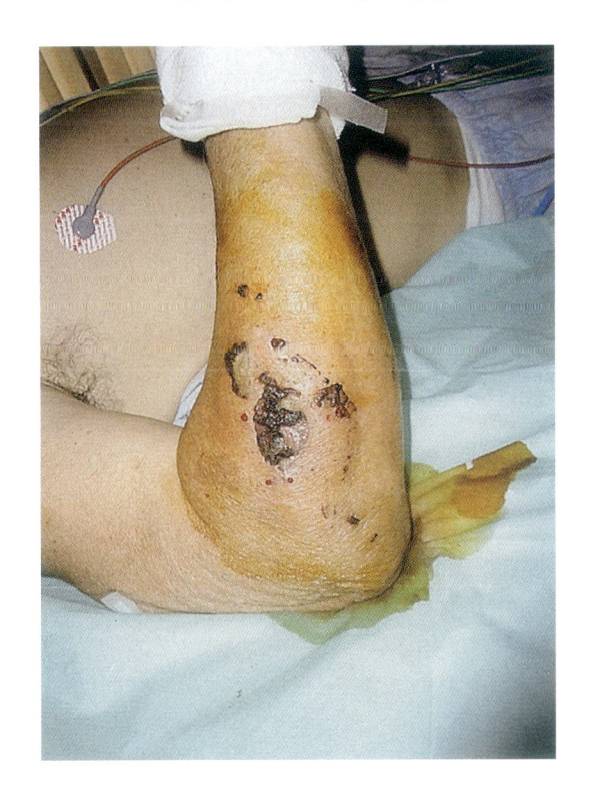

No. 4 写 真　　　　　　　　　　（D　問題2）

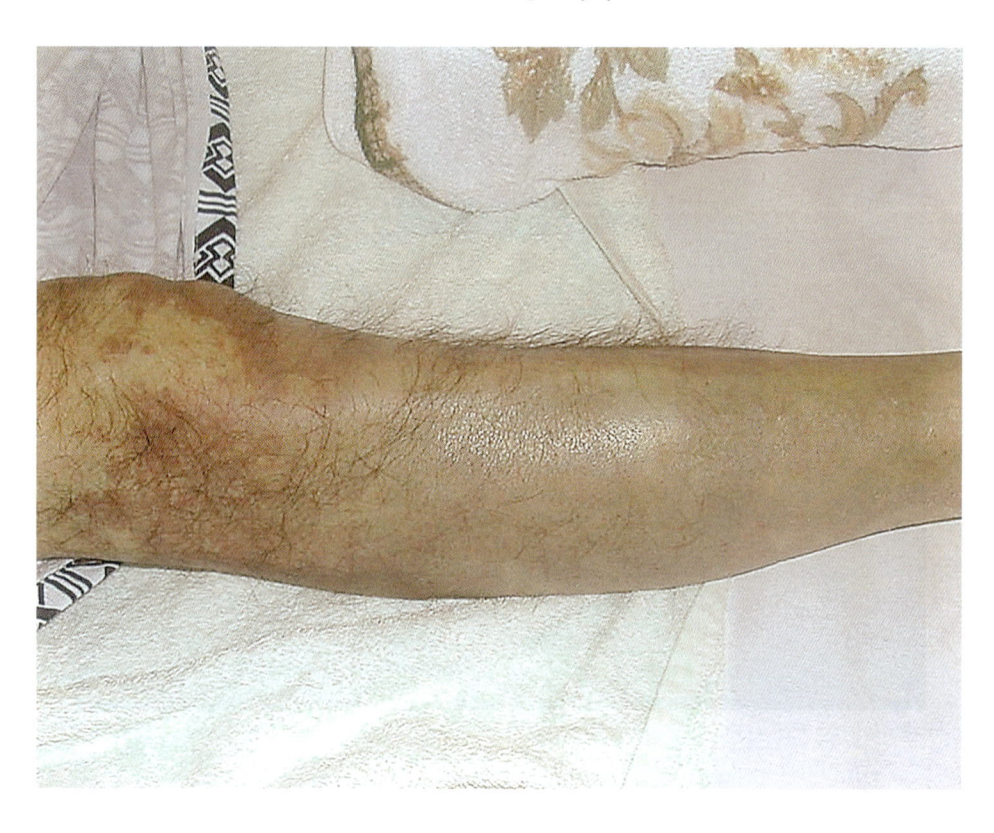

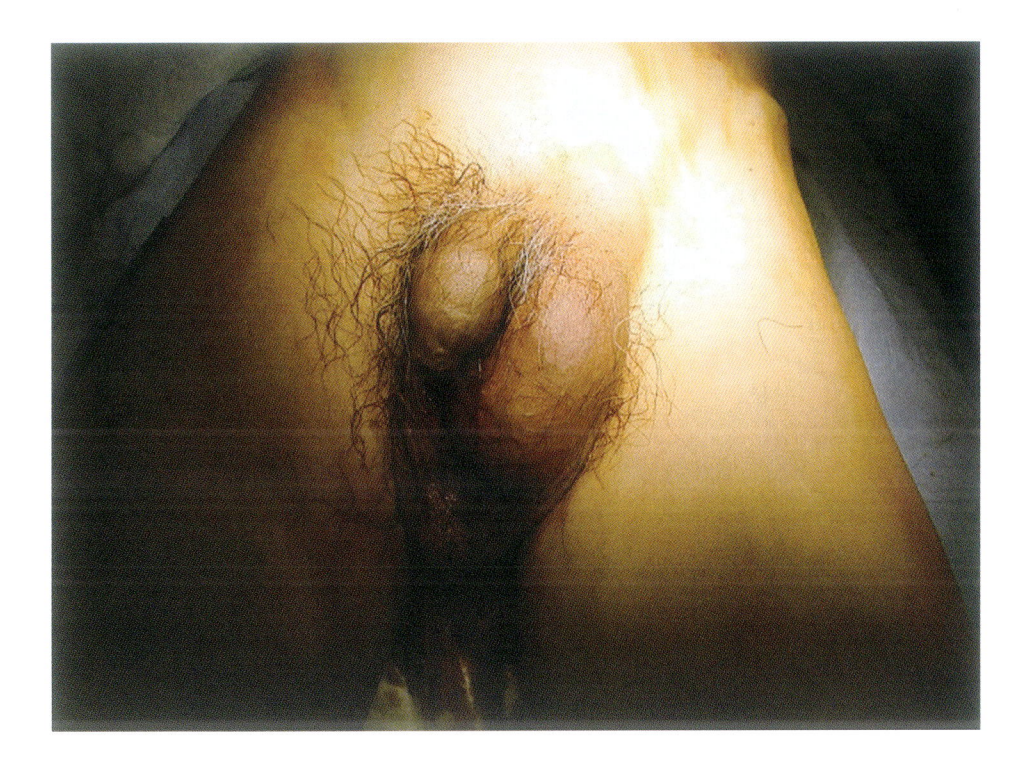

No. 5 写 真　　　　　　　　（D 問題3）

No. 6 図　　　　　　　　　　（D　問題11）

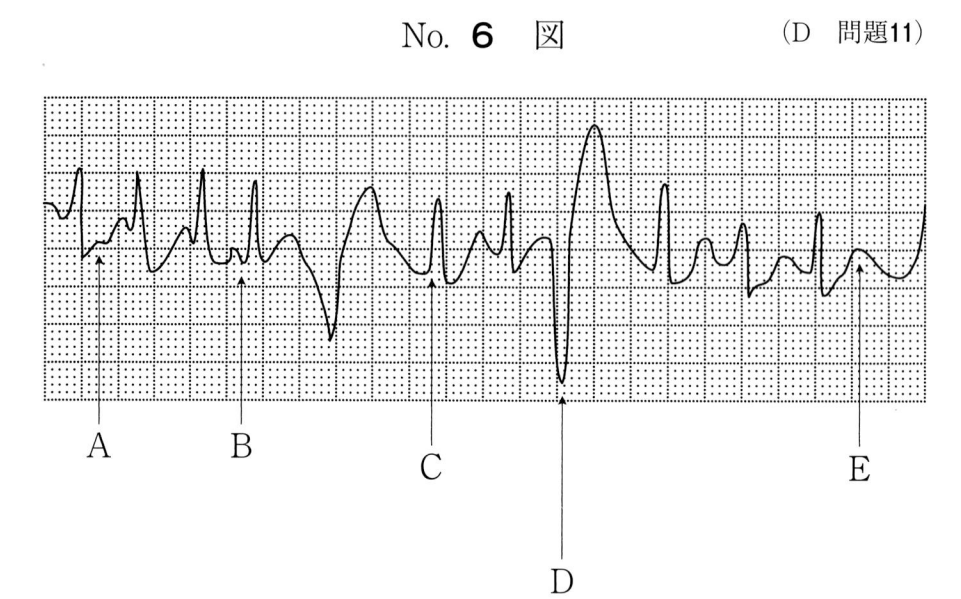

A　B　　　C　　　　　　　　　E

D

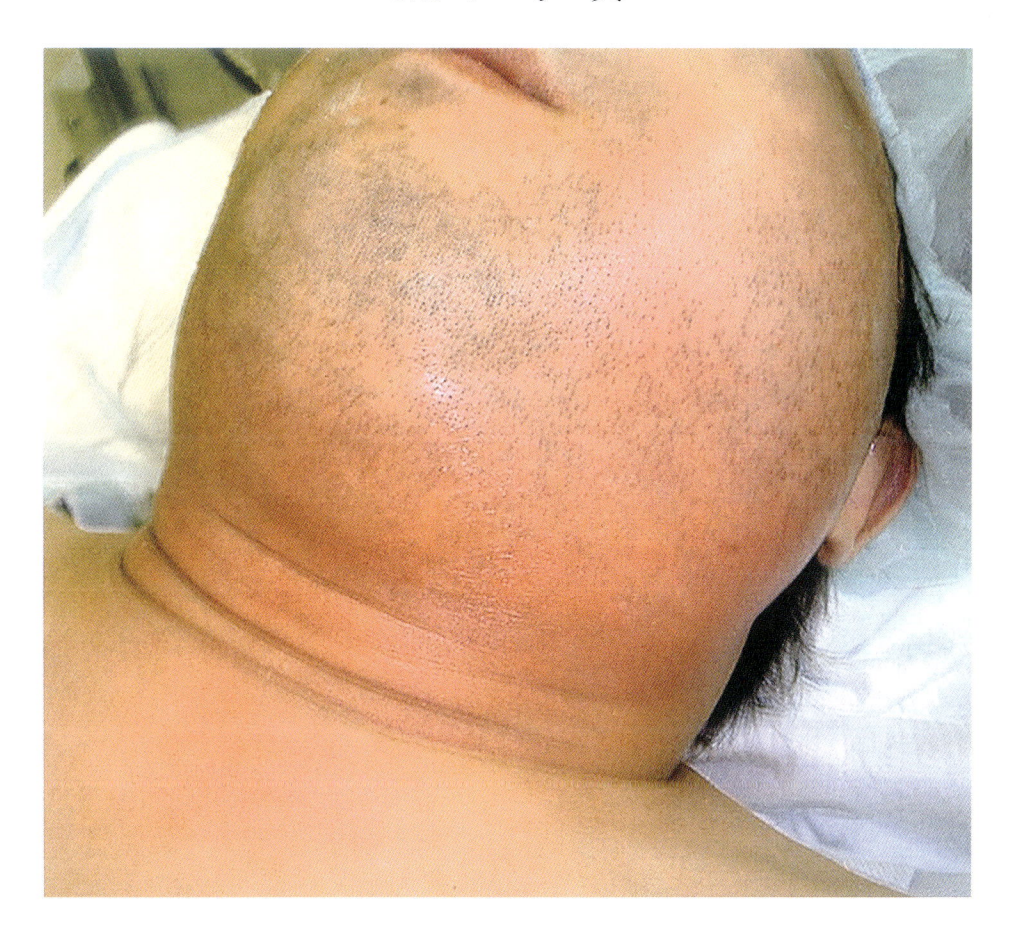

No. 7 写 真　　　　　　　（D 問題22）

No. 8 図 (D 問題24)

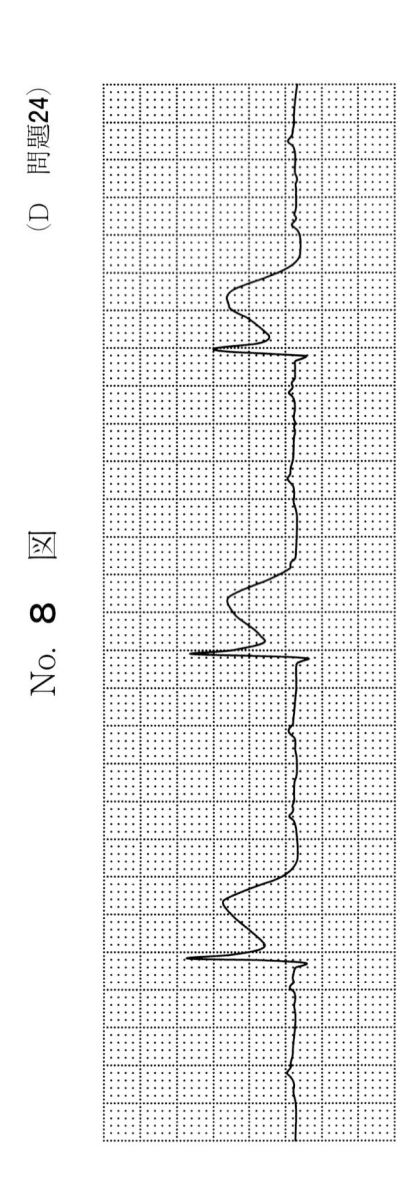

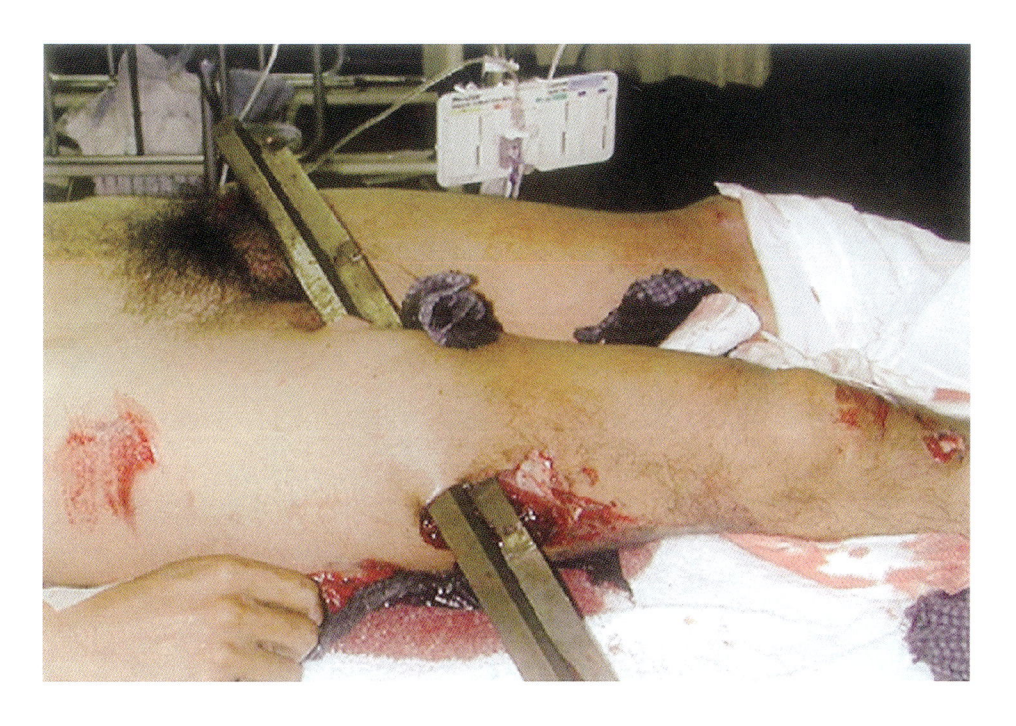

No. 9 写　真　　　　　　　　（D　問題35）

No. 10 写 真　　（D 問題37）

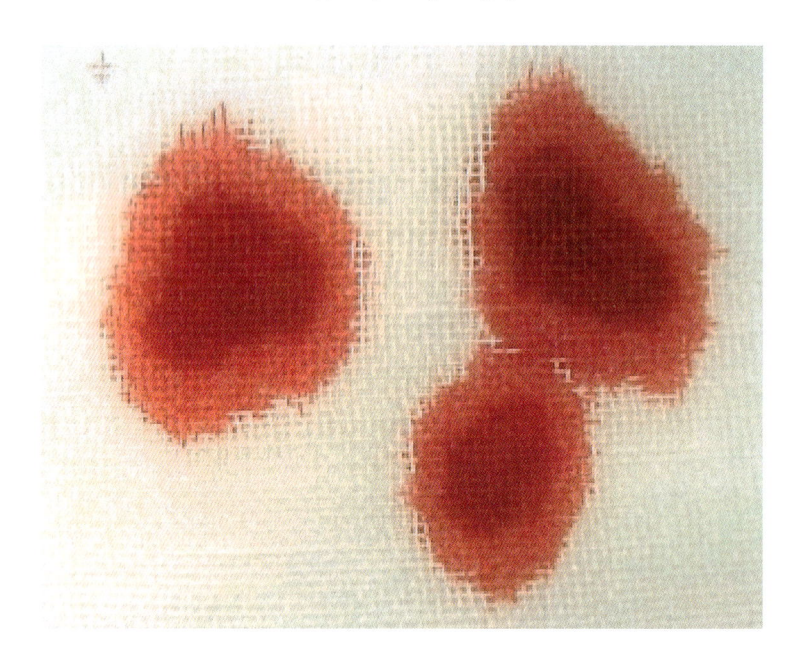

No. 11 図 (D 問題38)

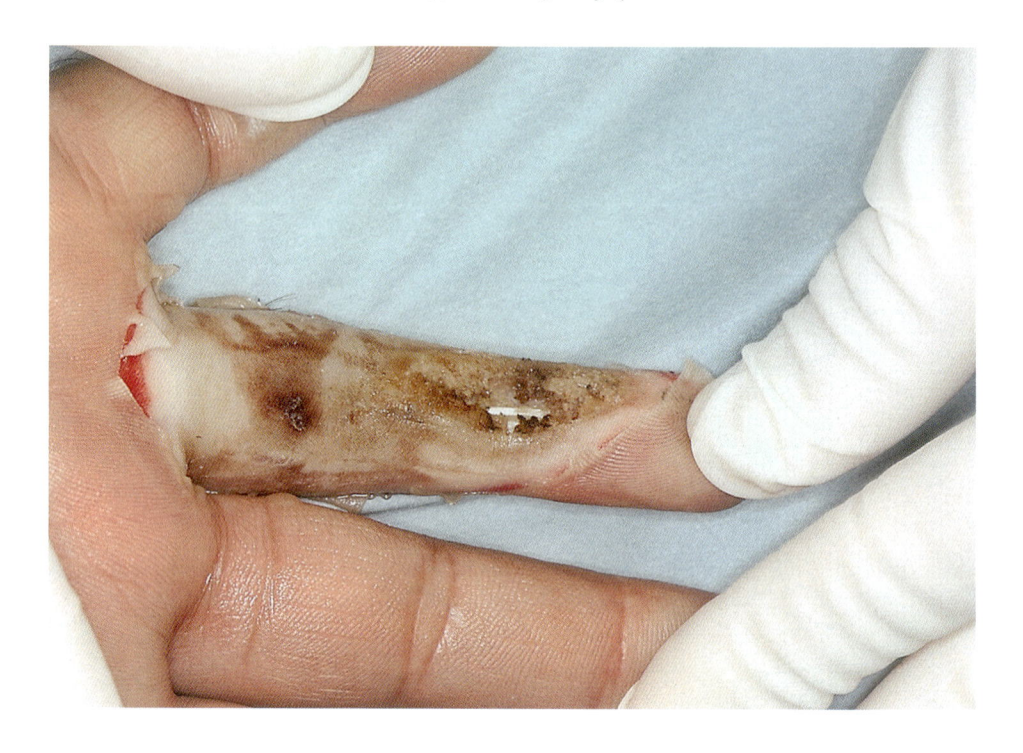

No. 12 写真　　　　　　　　（D 問題40）

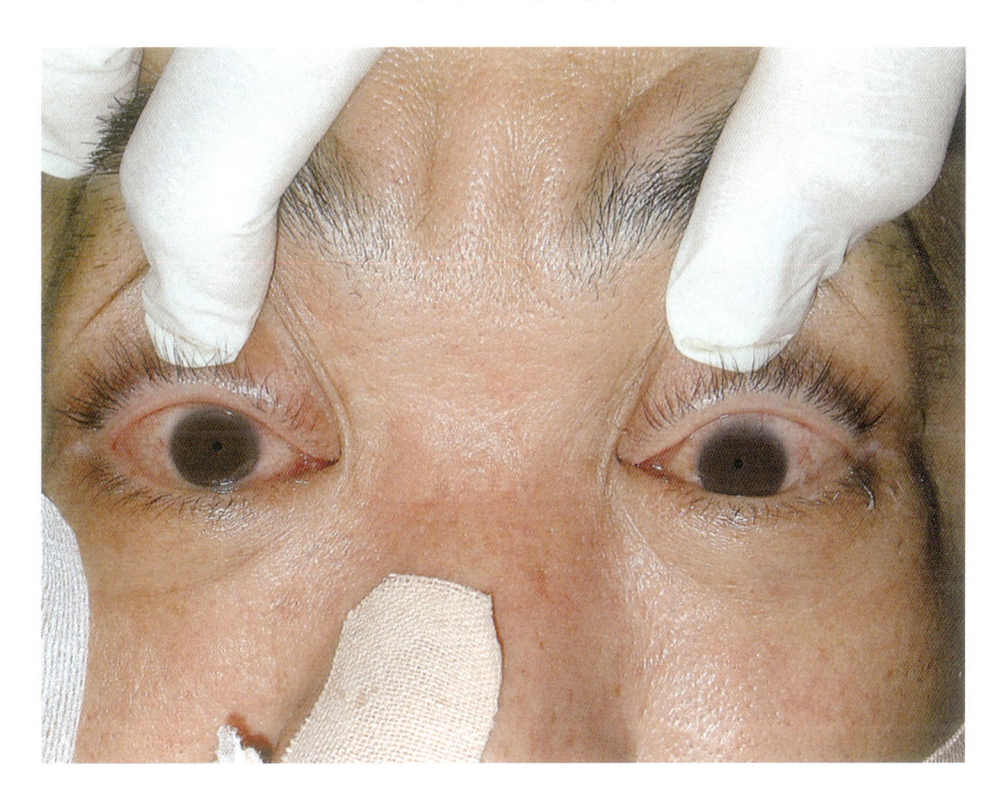

No. 13 写 真　　　　　　　　　（D 問題41）

第34回
追加試験

〔解答・解説〕中の「テキスト第8版①〜⑤」は『改訂第8版　救急救命士標準テキスト第1巻〜第5巻』を、「テキスト第7版」は『改訂第7版　救急救命士標準テキスト』を表す。

34 (追加)	午　前	◎指示があるまで開かないこと。
		（平成23年9月4日　9時30分〜12時20分）

注 意 事 項

1．試験問題の数は127問で解答時間は正味2時間50分である。

2．解答方法は次のとおりである。

(1) 各問題には1から5までの5つの答えがあるので、そのうち質問に適した答えを（例1）では1つ、（例2）では2つ選び答案用紙に記入すること。

（例1）　101　県庁所在地はどれか。1つ選べ。
1．栃木市
2．川崎市
3．広島市
4．倉敷市
5．別府市

（例2）　102　県庁所在地はどれか。2つ選べ。
1．仙台市
2．川崎市
3．広島市
4．倉敷市
5．別府市

（例1）の正解は「3」であるから答案用紙の ③ をマークすればよい。

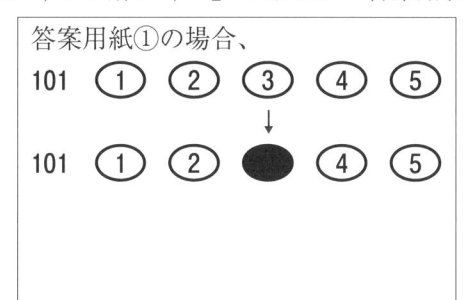

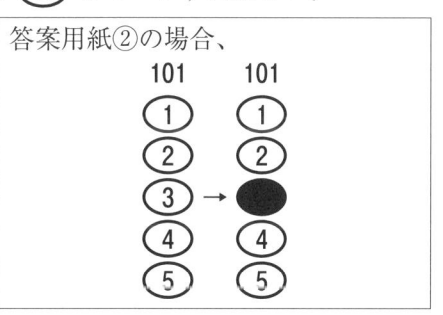

（例2）の正解は「1」と「3」であるから答案用紙の ① と ③ をマークすればよい。

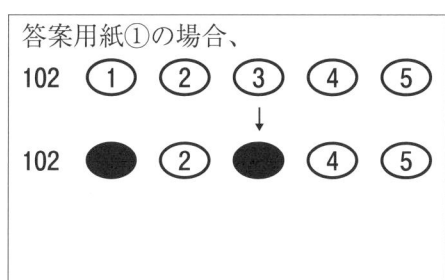

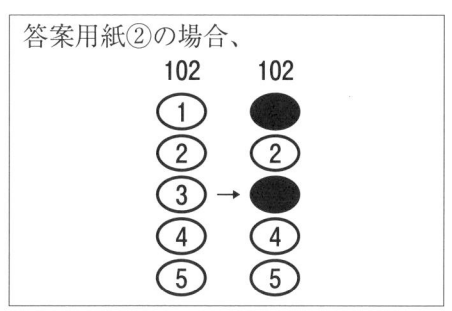

(2) ア．（例1）の質問には2つ以上解答した場合は誤りとする。

イ．（例2）の質問には1つ又は3つ以上解答した場合は誤りとする。

A

1 外表面の観察と判断の組合せで正しいのはどれか。1つ選べ。
1．大泉門の陥没――――――――頭蓋内圧亢進
2．右下肢の礫音――――――――股関節脱臼
3．外頸静脈の虚脱――――――――心不全
4．胸鎖乳突筋を使った呼吸――――喘息発作
5．乳様突起周囲の皮下出血――――頬骨骨折

[解答・解説]
1.大泉門は、前頭骨と頭頂骨との間にあって頭蓋冠の一部が結合組織のまま残っている柔らかい部分である。通常、生後2歳頃までの新生児、乳児期に認められる。頭部外傷による脳浮腫や水頭症、脳腫瘍、髄膜炎、脳炎などで頭蓋内圧が亢進すると、この部分が膨隆する。逆に、脱水症や栄養障害などの場合には、大泉門は陥没する（テキスト第8版① p.22）。 2.礫音とは、骨折端の一方が他方とこすれあって生じる独特の音および触感である。損傷部の触診で、ボキンもしくはゴリッという音によって確認できる。骨折を伴わない股関節脱臼の際は、通常礫音は確認できず、下肢骨折がないのに脱臼側が短縮する下肢長の左右差が特徴的である。 3.外頸静脈とは、頭頸部の静脈の1つである。頭蓋外側および顔面深部からの血液の大部分を受け取る。これが虚脱するのは、出血や脱水などで循環血液量が減少し、静脈圧が低下している場合である。逆に、心不全や緊張性気胸などで静脈圧が上昇している場合には、外頸静脈の怒張が認められる（テキスト第8版② p.69）。 4.通常の呼吸運動を担う横隔膜と肋間筋群を呼吸筋と呼ぶ。喘息発作や慢性閉塞性肺疾患（COPD）の急性増悪時などのような努力呼吸や換気量の増大時には、胸鎖乳突筋や僧帽筋などの頸部や胸郭の筋（呼吸補助筋）も呼吸運動に関与する（テキスト第8版① p.62）。 5.乳様突起とは、外耳道後方にある骨性の突起である。頬骨骨折では、耳前部に皮下出血を認めることがある。**4**

2 誤っているのはどれか。1つ選べ。
　1．虫垂は間膜を有する。
　2．小腸粘膜には絨毛がある。
　3．食道と胃との間には噴門がある。
　4．門脈流量は肝血流量の約20%である。
　5．ファーター乳頭は十二指腸に開口する。

[解答・解説]
1.虫垂は、盲腸の下端に付着する小指大の突起物である。虫垂には間膜があり、この膜の中に虫垂動脈などが存在する。2.小腸には、口腔や胃で消化された食物をさらに消化して吸収する機能があり、粘膜の表面にある絨毛により、その表面積が広くなっている。3.食道と胃の接合部を噴門、胃と十二指腸との接合部を幽門と呼ぶ。4.門脈は、肝臓全体の血流の約80%を占める血管で、消化管、膵臓、脾臓からの静脈血が流れる。ちなみに、固有肝動脈は、肝臓の栄養血管として、肝臓全体の血流の約20%を灌流する。5.ファーター乳頭とは、総胆管と膵管とが合流して十二指腸に開口する部分のことである（テキスト第8版①p.83～87）。**4**

3 呼吸について正しいのはどれか。1つ選べ。
　1．横隔膜は呼気に関与する。
　2．腹直筋は努力性吸気に関与する。
　3．全肺容量は肺活量と残気量の総和である。
　4．正常成人の1回換気量は約1,000ccである。
　5．死腔は肺胞内でガス交換に関与しない部分である。

1.横隔膜は、収縮して下方に下がることで胸腔内の容積を増大させ、胸腔内圧の陰圧の程度を大きくし、肺が拡張することで吸気がなされる。2.腹直筋などの腹筋や内肋間筋が収縮することで、咳などの努力性の呼気がなされる。3.正しい。ちなみに、肺活量とは、予備吸気量と1回換気量、予備呼気量の総和である。4.正常成人の1回換気量は、約500mLである。5.死腔とは、鼻から肺胞に至るまでの気道にとどまるガス交換に関与しない空気の存在する容積のことであり、約150mLである（テキスト第8版①p.63）。**3**

4 喉頭を構成する組織はどれか。1つ選べ。
1. 舌　根
2. 声　帯
3. 気　管
4. 口蓋垂
5. 硬口蓋

[解答・解説]
　喉頭は、気道の一部をなし、発声機能や食物が気道に侵入するのを防ぐ機能などをもつ長さ約3～4cmの器官である。喉頭蓋軟骨、甲状軟骨、輪状軟骨、披裂軟骨という4つの軟骨と、それらを連結する膜や靱帯、さらに筋肉で構成されている。声帯は発声に関与する喉頭の構造物である。
　舌は固有口腔を満たす柔軟な筋組織で、口腔の奥の部分を舌根と呼ぶ。強い意識障害の場合に弛緩して舌根が沈下し、上気道閉塞をきたす。口腔の上壁の前方約2/3は骨性部の硬口蓋、後方約1/3は筋性部の軟口蓋であり、その後方には突起状に垂れ下がった口蓋垂がある。これらは口腔の構造物である。
　気管は、喉頭の下の声門下から気管分基部までの筒状の構造物であり、前部と側部がU型の軟骨で構成され、後部は軟骨のない膜様部で食道に接する（テキスト第8版① p.59～61）。**2**

5 交感神経の α_1 作用による血管収縮作用が生じにくい臓器はどれか。2つ選べ。
1．脳
2．心 臓
3．皮 膚
4．肝 臓
5．骨格筋

[解答・解説]
　生体の恒常状態を維持するために意志とは無関係に機能する器官を調節するのが、自律神経の働きである。自律神経系は、交感神経、副交感神経、内臓求心性線維からなる。交感神経は、全身の臓器、血管、汗腺、立毛筋などに分布し、心収縮力の増強、心拍数の増加、血管の収縮、胃腸管の運動と分泌の低下などの作用を伝達している。これらの症状は、ちょうど生体の緊張状態を想像すると理解しやすい。この神経伝達物質は一般にノルアドレナリンで、交感神経が分布する臓器には受容体が存在し、それぞれの受容体を介してさまざまな作用が起こる。
　α_1 作用は、脳血管や冠状動脈を除くすべての血管を収縮させる。これにより、末梢血管抵抗が増大し、収縮期血圧、拡張期血圧、脈圧はともに上昇する。皮膚や肝臓、骨格筋の血管も収縮する。一方、β_2 作用には、骨格筋の血管を拡張させる作用がある（テキスト第8版① p.44〜45、① p.77）。　**1、2**

6 感覚器の機能と神経の組合せで正しいのはどれか。1つ選べ。

1．視　覚─────顔面神経
2．聴　覚─────三叉神経
3．味　覚─────蝸牛神経
4．平衡覚─────前庭神経
5．皮膚感覚────鼓索神経

[解答・解説]
　1.視覚は、網膜で感知された光刺激が、視神経により視覚中枢に伝達されることで知覚される。顔面神経は、舌の前2/3の味覚と外耳から鼓膜外面までの知覚を司っている。　2.聴覚は、外耳から入った音波が鼓膜を振動させ、その信号が中耳、内耳を経て蝸牛神経により聴覚中枢に伝達されて知覚される。三叉神経は、顔面と、鼻、口の知覚を司っている。　3.味覚は舌などで受容された刺激が、舌の前2/3では鼓索神経から顔面神経を経て視床、そして頭頂葉の味覚中枢に至る。一方、舌の後ろ1/3では舌咽神経から、また、咽頭、喉頭の味覚は迷走神経から、同様に頭頂葉に至る。蝸牛神経は狭義の聴神経である。4.平衡感覚器は、内耳にある前庭と三半規管からなり、各々に前庭神経が分布する。前庭神経により、平衡覚は中枢に伝達される。　5.皮膚感覚は、皮膚の神経終末で受容され、末梢神経から脊髄を経て中枢に伝達される。鼓索神経は3.で記載したとおり、味覚路の1つである（テキスト第8版①p.41、①p.51～56）。

4

7 副交感神経系の機能はどれか。2つ選べ。
  1. 縮　瞳
  2. 立　毛
  3. 消化管運動亢進
  4. 膀胱活約筋収縮
  5. 気管支平滑筋拡張

[解答・解説]
　副交感神経は、自律神経系の1つとして、交感神経と協調して生体の恒常性を保っている。その分布としては、動眼神経、顔面神経、舌咽神経、迷走神経を通して瞳孔、涙腺、唾液腺、心臓、気管支、胃腸管、肝臓、膵臓などに分布し、骨盤神経を通して直腸、膀胱、生殖器などに分布している。中枢から末梢に伸びるこれらの経路と対照的に、血管壁や胸腔・腹腔内の器官にあり、動脈圧や消化管・膀胱の充満度などを中枢に伝える内臓求心性線維もある。
　副交感神経は、緊張状態を生み出す交感神経とは対照的な状態を想像すると理解しやすい。つまり、副交感神経系の機能としては、瞳孔は縮瞳し、消化管運動は活発になり、膀胱括約筋は弛緩し、気管支平滑筋は収縮する（テキスト第8版① p. 45～46）。　　　　**1、3**

8 瞳孔の構造と機能について正しいのはどれか。1つ選べ。
  1. 瞳孔は角膜の一部である。
  2. 興奮時には瞳孔は縮瞳する。
  3. 虹彩内には2種類の平滑筋がある。
  4. 瞳孔散大筋は動眼神経支配である。
  5. 瞳孔括約筋は頸部交感神経支配である。

　1.瞳孔は、虹彩に囲まれた中心部の光の通り道を指す。角膜とは前眼房により隔たれている。　2.興奮時、つまり緊張時には交感神経の作用により、瞳孔散大筋が収縮し、瞳孔は散瞳する。緊張時には、瞳孔を散瞳させ、外界の多くの光を取り込もうとする生体の反応と理解するとよい。　3.虹彩内には、平滑筋からなる2種類の内眼筋が存在する。瞳孔散大筋と瞳孔括約筋である。瞳孔散大筋には交感神経が伸び、その興奮により散瞳が起こるのは、2.に記載したとおりである。一方、瞳孔括約筋には、動眼神経を通って副交感神経が伸び、その興奮により縮瞳が起きる（テキスト第8版① p. 51～52）。　　**3**

9 皮膚の働きについて**誤っている**のはどれか。1つ選べ。
 1．痛みを感じる。
 2．体温を調節する。
 3．外力を緩和する。
 4．細菌の侵入を防ぐ。
 5．紫外線の透過を促す。

[解答・解説]
　皮膚は生体の全表面を覆う身体の最大の膜性器官であり、体重の約10%を占める。その役割は、物理的外力や化学物質などに対する防御機能や、細菌・ウイルスなどの生体内への侵入を防ぐ免疫機能、知覚、体温調節機能、ビタミンD合成機能や情動の表出、生体の動きなどがある。5.の紫外線は生体に有害であることから、皮膚にあるメラニンを含むメラノサイトが日光や紫外線の透過や侵入を防いでいる（テキスト第8版① p.121〜122）。
　　　　　　　　　　5

10 インスリン依存型糖尿病と比較したインスリン非依存型糖尿病の特徴で正しいのはどれか。2つ選べ。
1．肥満傾向を認める。
2．若年者に多くみられる。
3．急性発症することが多い。
4．糖尿病全体の中で占める割合は少ない。
5．非ケトン性高浸透圧性昏睡を発症する。

[解答・解説]
　糖尿病はインスリンの作用不足などによって糖代謝を中心とする代謝異常をきたし、高血糖をはじめ、長期にわたる動脈硬化、微小血管障害による網膜症、腎症、神経障害などの臓器障害や免疫機能低下を引き起こす疾患である。成因により、「1型」「2型」「その他の特定の機序、疾患によるもの」「妊娠糖尿病」に分類される。
　1型糖尿病はインスリン依存型糖尿病と呼ばれ、糖尿病患者の数％を占める少数派である。若年者に発症することが多い。遺伝的な要因の関与は低く、ウイルス感染などを契機に急激に発症することが多い。体型は、るいそうを呈することが多い。一般に血糖のコントロールは困難で、糖代謝ができない代わりに蓄積脂肪を分解してエネルギーを産生する結果、血液中にケトン体が大量に存在するケトーシスと呼ばれる状態が引き起こされる。
　2型糖尿病はインスリン非依存型糖尿病とも呼ばれ、糖尿病患者のほとんどが相当する。どの年齢でも発症し得るが、中年以降に緩徐に発症することが多い。体型は肥満傾向を認める。血糖のコントロールは容易であるが、外傷や感染症などを契機に非ケトン性高浸透圧性昏睡に陥ることがある（テキスト第8版① p.143〜144）。　**1、5**

11 膿の成分に**含まれない**のはどれか。1つ選べ。
　1．好中球
　2．病原体
　3．リンパ球
　4．膠原線維
　5．マクロファージ

[解答・解説]
　局所の炎症反応早期には、好中球などの顆粒球から細菌などの病原体を破壊する物質が放出される。その後、リンパ球やマクロファージの活動が活発化する。炎症の結果、死滅したこれらの病原体や白血球、破壊された組織が液状化して溜まったものが膿である。
　膠原線維は、炎症により欠損した組織を埋めるべく線維芽細胞からつくられるもので、膿には含まれない（テキスト第8版① p.132〜133）。
　　　　　　　　　　　　　4

12 生後1年の幼児について正しいのはどれか。2つ選べ。
　1．乳歯が生えそろう。
　2．脳の重量が約1,400gになる。
　3．身長が出生時の約2倍になる。
　4．体重が出生時の約3倍になる。
　5．頭囲と胸囲がほぼ等しくなる。

1.乳歯は生後6〜7カ月から生え始め、年齢とともに増加し、乳歯全部が生えそろうのは生後1年8カ月〜2年である。　2.脳はもっとも早く発達する臓器である。出生時約350gであった脳は、1歳で800〜900gとなる。1,400gになるのは10歳のころとされる。　3.出生時の平均身長は50cm前後であり、1歳でその1.5倍になる。出生時の身長の2倍になるのは、5歳のころである。　4.平均出生体重は3,000〜3,200gであり、1歳で出生時体重の約3倍になる。　5.出生時、頭位は平均33cmで胸囲より大きいが、1歳で頭位と胸囲はほぼ同等の45〜46cm程度になる（テキスト第8版④ p.123〜124）。
　　　　　　　　　　　　4、5

13 臓器の移植に関する法律（平成22年7月17日施行）において臓器提供者に**なれない**のはどれか。1つ選べ。

1．自殺企図
2．15歳未満
3．家族の反対
4．交通事故の被害者
5．意志表示カード未記入

[解答・解説]
　心肺脳機能が不可逆的停止状態である場合を心臓死と呼び、日本では心拍動の停止、呼吸の停止、瞳孔の散大と対光反射の消失をもって心臓死を確認するのが通常である。一方、脳幹を含む全脳の機能が不可逆的停止状態になった状態を脳死と呼ぶ。この脳死状態では、人工呼吸器の装着と薬物治療を継続することで心拍動は維持される。患者が脳死状態であることを確認したのち、その患者の臓器を移植医療に用いるための法的整備として、平成9年（1997年）に「臓器の移植に関する法律」が制定された。それにより、脳死状態の患者からの臓器の提供が、15歳以上の者について本人の生前の書面による意思表示を前提に可能となった。また、平成22年（2010年）には臓器の移植に関する法律の一部改正により、本人の意思が不明（拒否の意思表示がない、つまりドナーカード未記入）でも、家族の承諾により脳死状態の患者からの臓器摘出が可能となった。また、小児からの臓器提供も可能になった。
　選択肢のなかで臓器提供者になれないのは、3.家族の反対のある場合である（テキスト第8版① p.171〜172）。

3

14 浮腫の原因となるのはどれか。1つ選べ。

1．動脈圧の上昇
2．毛細血管内圧の上昇
3．血清膠質浸透圧の上昇
4．血漿グロブリン量の増加
5．血清ナトリウム濃度の上昇

[解答・解説]
　浮腫とは、細胞間質の水分（組織間液・間質液）が異常に増加した状態を指し、皮下組織の浮腫では、皮膚を強く圧迫することで圧痕が残る。浮腫の原因としては、毛細血管内圧の上昇、血清膠質浸透圧の低下、組織圧の低下、毛細血管の透過性の亢進などが関連する。
　膠質浸透圧とは、蛋白質によって生じる浸透圧のことである。血漿中の蛋白質としては、アルブミンのほかに、グロブリンや各種の凝固因子がある。また、ナトリウムも浸透圧に関連する代表的な電解質である。血漿中のグロブリン濃度や血清ナトリウム濃度が低下すると、血液中の水分が間質に漏出し、浮腫が出現するが、逆に濃度が上昇する場合は、浮腫にはならない（テキスト第8版① p.139～140）。

2

15 腎盂腎炎の原因治療はどれか。1つ選べ。

1．体位管理
2．輸液投与
3．利尿薬投与
4．抗菌薬投与
5．解熱薬投与

　腎盂腎炎は、腎実質、腎盂、腎杯の細菌感染症であり、悪寒・戦慄を伴った突然の高熱と腰痛、側腹部痛で発症する。患側の背部を叩くと痛みが増強する叩打痛がみられることもある。
　細菌感染症なので原因治療は4.抗菌薬投与である。2.輸液投与や5.解熱薬投与は実際には対症療法として行われることもあるが原因治療ではない（テキスト第8版④ p.69）。

4

16 急性炎症の局所にみられる所見はどれか。2つ選べ。
   1．腫　脹
   2．発　汗
   3．疼　痛
   4．紫　斑
   5．チアノーゼ

[解答・解説]
　炎症とは、障害性の刺激に対する生体の一連の反応であり、生体の防御反応として必要不可欠のものである。炎症の症状・所見は、発赤、腫脹、熱感、疼痛である。
　2.発汗は、温熱刺激や味覚刺激、精神的緊張などの情緒刺激で皮下組織にある汗腺から分泌されるもので、炎症とは直接の関係はない。　4.紫斑とは、皮下に出血をきたし、皮膚が赤紫色を呈するもので、ガラスなどによる圧迫でも褪色しないのが特徴である。　5.チアノーゼとは、低酸素血症やショック、先天性心疾患などでみられる、皮膚や口唇、爪床が紫青色を呈するものである。やはり、炎症とは関係がない（テキスト第8版①p.132）。
　　　　　　　　　　　1、3

17 精神症状を引き起こす身体的疾患はどれか。1つ選べ。
1．レイノー病
2．消化性潰瘍
3．過換気症候群
4．過敏性大腸症候群
5．甲状腺機能亢進症

[解答・解説]
　精神症状を引き起こす身体的疾患を「症状性精神障害」と呼ぶ。内分泌疾患の1つである甲状腺機能亢進症では、躁状態、易刺激性、不安などがみられる。そのほか、膠原病の1つである「全身性エリテマトーデス(SLE)」では、意識障害、抑うつ状態などの精神症状を伴いやすい。尿毒症では、不眠や抑うつなどがみられ、肝硬変が重症化すると、せん妄やもうろう状態になる。

1.レイノー病とは、四肢末端の指趾細動脈の一過性収縮によって生じる末梢循環障害で、寒冷や精神的影響などで誘発される冷感、しびれ感、疼痛などの自覚症状を伴う原因不明の疾患である。こういった症状をレイノー症状と呼ぶ（テキスト第8版④ p.102　写真10-3参照）。
2.消化性潰瘍の原因としてストレスは有名である。胃や十二指腸の粘膜を保護する粘液などの防御因子に対して、胃酸やペプシンなどの攻撃因子がストレスが原因で増強されることで引き起こされる（テキスト第8版④ p.56）。　3.過換気症候群は、器質的疾患がなく発作性かつ不随意的に換気量、換気回数が増加した状態で、血中の二酸化炭素分圧の低下による脳血管収縮や呼吸性アルカローシスによる血中カルシウムイオンの低下などにより、さまざまな症状が出現する。過換気症候群が起きる場合、患者は精神不安状態にあることが多く、過換気症候群によりその症状がさらに強くなり、恐怖感などが加わることもある（テキスト第8版④ p.29）。
4.過敏性腸症候群は、精神的不安や過度の緊張などを原因とするストレスなどが誘因となり、下痢や腹痛、便秘などが出現する疾患である（テキスト第8版③ p.216）。

　選択肢の1.～4.は、いずれも精神症状が各疾患の発症の誘因になり得るが、一般には症状性精神障害には該当しない（テキスト第8版④ p.173）。　　5

18 感染症法における一類感染症はどれか。1つ選べ。
1．ペスト
2．狂犬病
3．オウム病
4．デング熱
5．マラリア

[解答・解説]
　感染症には微生物の種類や感染経路、感染臓器別などの分類があり、その1つとして法律による分類がある。「感染症の予防及び感染症の患者に対する医療に関する法律」(感染症法)では、伝染性がある感染症と生体に危険性がある感染症を対象として、一類感染症から五類感染症に分類している。
　一類感染症として、ペスト、エボラ出血熱、クリミア・コンゴ出血熱、痘そう、南米出血熱、マールブルグ病、ラッサ熱が指定されている。
　選択肢の2.狂犬病、3.オウム病、4.デング熱、5.マラリアは、いずれも四類感染症に指定されている（テキスト第8版②p.197）。

1

19 わが国の医療機関について正しいのはどれか。1つ選べ。
1．500床以上の病院が多い。
2．総病床数は160万床を超える。
3．医療法人が開設した病院は少ない。
4．欧米先進国よりも平均在院日数が短い。
5．一般病床数は三次医療圏ごとに設定される。

[解答・解説]
1.厚生労働省「医療施設調査」によると、病床の規模別にみた病院数では、病床数50～99床の病院が最多で2,270施設あり、全体の26.0％を占める（平成21年10月1日現在）。500床以上の病院は、462施設で全体の5.3％である。 2.病院、一般診療所、歯科診療所を合計した総病床数は、1,743,415床である（平成21年10月1日現在）。最近ではこの総病床数は、年々減少している。 3.病院数を開設者別にみると、医療法人が最多で5,726施設（病院数の26.9％）を占める。次いで、公的医療機関1,296施設（14.8％）である。 4.平均在院日数については、アメリカ6.3日、イギリス7.8日、ドイツ9.8日、フランス12.8日なのに対し、日本は33.2日と、欧米先進国に比べ長い（出典：「OECD HEALTH DATA 2011」）。 5.基準病床数は、病院の病床および診療所の療養病床の適正配置を図ることを目的として、医療法第30条の4第2項第11号の規定に基づき定められる。病院の一般病床、療養病床および診療所の療養病床は、二次保健医療圏ごとに定められる。また、精神病床、感染症病床および結核病床は県全体で定められる。
〔参考：一般財団法人厚生労働統計協会編集「国民衛生の動向2011/2012」（厚生の指標増刊・第58巻第9号）〕

2

20 医療保険制度で医療費の自己負担が1割であるのはどれか。
1つ選べ。
1．5歳の幼稚園児
2．40歳の会社員
3．50歳の生活保護受給者
4．65歳の自営業者
5．75歳の年金生活者

[解答・解説]
　わが国の医療保険制度では、被保険者（本人）が業務外の事由で病気やけがをした場合、健康保険を取り扱う医療機関へ「保険証」を提出することで、外来・入院にかかわらず医療費の決められた割合の自己負担で治療が受けられる。残りの医療費の7割は健保組合が負担する。被扶養者（家族）の場合も「保険証」を提出すれば、小学生以上70歳未満ではかかった医療費の3割を、0歳～小学校就学前の乳幼児は2割を窓口で支払えば、残りの7割・8割の医療費は健康保険組合が負担する仕組みがある。平成20年4月1日より75歳以上（または65歳以上の寝たきりなどの状態）の者については、一般の医療保険制度とは別の後期高齢者医療制度により、医療費の負担は1割とされる。ただし、75歳以上でも現役なみの所得者の場合は3割負担である。一方、生活保護受給者には、医療費の負担はない（テキスト第8版① p.218～）。

5

21 医療保険制度について正しいのはどれか。1つ選べ。
1．国民健康保険は職域保険である。
2．被保険者本人には自己負担はない。
3．通勤途中のけがは医療保険の対象となる。
4．同一疾患治療に保険診療と自由診療とを合わせて利用できる。
5．保険者からの医療費支払い額は診療報酬点数表に基づいて定められる。

[解答・解説]
1.医療保険制度とは、社会全体で個人にかかる医療費を分散して担う仕組みである。わが国の公的医療保険は、大きくは地域保険と職域保険とがある。地域保険とは、自営業者や農・漁業者などが住所を基準として加入する国民健康保険で、主に市区町村が運営の主体である。一方、職域保険とは企業で働く人を対象とした保険であり、健康保険、共済保険、船員保険がある。以上のように、国民健康保険は地域保健である。 2.被保険者本人には、前頁で記載したように、生活扶助を受けている人などを除き、年齢などによる自己負担率が決められている。 3.通勤途中のけがは、医療保険ではなく労災保険の対象となる。労災保険制度は、労働者災害補償保険法（労災保険法）に基づき、業務上の事由や通勤による労働者の負傷、疾病などに対して必要な保険給付などを行うものである。 4.日本の健康保険制度では、健康保険でみることができる診療（薬や材料も含む）の範囲が限定されている。健康保険の範囲内の分は健康保険で賄い、範囲外の分を患者自身が支払うことで費用が混合することを、混合診療と呼ぶ。日本では現在、平等な医療を提供する目的から、混合診療が禁止されている（保険外併用療養費制度に該当する場合を除く）。5.保険診療を行う医療機関として厚生労働大臣から指定を受けた医療機関を保険医療機関と呼ぶ。保険制度に基づく医療サービスを行った場合、その対価となるものが診療報酬である。診療報酬の額は診療報酬点数表によって決められている（テキスト第8版①p.221）。 5

22 生活保護について**誤っている**のはどれか。1つ選べ。
1．保護率は近年増加傾向にある。
2．保護率の地域差は拡大傾向にある。
3．医療扶助受給者は精神障害が最も多い。
4．保護に関する事務は直接国が行っている。
5．世帯類型では高齢者単身世帯が傷病・障害者世帯より多い。

[解答・解説]
　生活保護制度は、生活困窮者に対し、その困窮の程度に応じて必要な保護を行い、健康で文化的な最低限度の生活を保障するとともに、自立を助長することを目的としている。近年の厳しい経済、雇用情勢の下で、平成7年以降生活保護受給世帯は急激に増加し、平成21年度の1カ月平均日保護世帯数127万世帯、非保護日人員は176万人と過去最高である。平成19年度の都道府県別の生活保護率では、もっとも高い保護率の地方自治体が25.7％で、もっとも低いのは2.3％と、その差としては11.1倍の開きがある。これは平成7年度の8.2倍の差に比べると、地域差は拡大傾向にあるといえる。
　生活保護開始の主な理由を病類別でみると、精神病患者が最多である。非保護世帯を世帯類型別にみると、高齢者世帯が56万世帯と最大であり、近年その割合は増加傾向にある。
　生活保護に関する事務は、福祉六法（生活保護法、児童福祉法など）に定める事務を行う福祉事務所が担う。福祉事務所は都道府県および市（特別区を含む）には設置が義務づけられており、町村は任意で設置することができる（テキスト第8版① p.214）。

4

23 医学研究における患者の人権を守る勧告がなされたのはどれか。1つ選べ。

1. リスボン宣言
2. ジュネーブ宣言
3. ヘルシンキ宣言
4. ヒポクラテスの誓い
5. イスタンブール宣言

[解答・解説]

1. リスボン宣言は、患者の権利について述べられたもので、1981年にポルトガルのリスボンで開催された第34回世界医師会において採択された。患者の権利として、良質な医療を受ける権利、選択の自由についての権利、自己決定の権利などが具体的に述べられている。　2. ジュネーブ宣言は、医師の倫理規範・職業倫理を示すものである。1948年にスイスのジュネーブで開催された第2回世界医師会で採択された。　3. ヘルシンキ宣言は、ヒトを対象とした医学研究の倫理原則として、1964年にフィンランドのヘルシンキで開催された第18回世界医師会で採択された。ヒトを対象とする医学研究の被験者の福利が、科学的・社会的利益より優先すべきであることや、被験者に危険性などを十分に説明してインフォームドコンセントを得るなどの原則が含まれている。　4. ヒポクラテスの誓いは、「医学の祖」と呼ばれる紀元前5〜4世紀のギリシャのヒポクラテスが述べたもので、医師としての倫理規範を謳っている。　5. イスタンブール宣言は、「臓器取引と移植ツーリズムに関するイスタンブール宣言」の略称で、2008年国際移植学会が中心となってイスタンブールで開催された国際会議で採択された。臓器売買・移植ツーリズムの禁止、自国での臓器移植の推進、生体ドナーの保護を提言している（テキスト第8版②p.3）。

3

24 パーキンソン病に特徴的な歩行はどれか。1つ選べ。
1．間欠性跛行
2．つま先歩行
3．こきざみ歩行
4．引きずり歩行
5．はさみ足歩行

[解答・解説]
　パーキンソン病は、中脳の変性でドパミン産生が低下し、結果的に線条体のドパミン濃度の低下により生じる原因不明の神経変性疾患である。前傾前屈姿勢、こきざみ歩行、動作緩慢、安静時振戦、歯車様固縮などの運動障害が出現する。
　1.間欠性跛行は、一定時間歩行すると下腿の筋肉が痛んだり、疲労感が強くなって歩行が困難になる状態。下腿動脈の閉塞性動脈硬化症や腰部脊柱管狭窄症などに伴う馬尾神経障害などでみられる。2.つま先歩行や4.引きずり歩行は片麻痺（痙性麻痺）の傷病者でみられる歩行で、足が伸展し、つま先が垂れた患肢を前に出すときは、股関節を中心に外側に円を描くようにして、つま先で地面を引きずって歩く。5.はさみ足歩行は、両下肢に痙性の対麻痺がみられる傷病者で、両足をはさみのように組み合わせて歩くものである（テキスト第8版② p.52）。

3

25 生体機能検査はどれか。2つ選べ。
   1．心電図
   2．微生物検査
   3．呼気 CO_2 検査
   4．エックス線検査
   5．血液生化学検査

[解答・解説]
　生体機能検査とは、機械工学や電子工学の技術を利用し、身体の各臓器の生理機能を調べる検査で、生理検査などとも呼ばれる。心電図検査・脳波検査・筋電図検査・心音図検査・呼吸機能検査などである。3.呼気 CO_2 検査は、気管挿管の確認のために行われるが、生体機能検査の範疇に含まれると考える。一方、検体検査は、患者から得られる尿や排泄物・分泌物などの試料を用いて性状や含まれる成分の分析などが行われる一般検査のほか、血液検査や微生物検査、病理検査が含まれる。画像検査には、X線撮影検査、CT検査、MRI検査、内視鏡検査、超音波検査などがある（テキスト第8版② p.190～194）。
1、3

26 成人の気管挿管操作について正しいのはどれか。1つ選べ。
   1．カフの空気は20ml 入れる。
   2．チューブは門歯から18cm の深さまで挿入する。
   3．ブレード（マッキントッシュ型）で喉頭蓋を直接挙上する。
   4．スタイレットを気管チューブ先端より1cm 手前まで挿入する。
   5．ブレード（マッキントッシュ型）接合部より離れたところでハンドルを持つ。

　1.気管挿管チューブのカフの空気は、チューブの準備の段階では10～15mLを入れてカフが正しい形に膨らむかを確認する。チューブが気管内の正しい位置に挿入されてからカフに注入する空気の量は5～10mLが目安で、パイロットバルーンを確認しながら注入する。　2.チューブの深さは、チューブについたマークの深さを門歯の位置で確認する。目安は、成人男性で約20～24cm、成人女性で約19～22cm程度である。　3.ブレード（マッキントッシュ型）の先端は、喉頭蓋ではなく喉頭蓋谷にかける。　4.スタイレットは、気管チューブ先端から突出しないように注意する。スタイレットが突出していると、喉頭や気管を損傷する恐れがあるためである。　5.マッキントッシュ型喉頭鏡は、喉頭展開の際の力のかけ方が効率的になるハンドルとブレードの接合部付近を持つべきである。接合部から離れたところでハンドルを持つと、通常、喉頭展開は難しい（テキスト第8版② p.105～115）。
4

27 痛み刺激で開眼し、疼痛刺激を振り払おうとしてうなり声を発する。
　グラスゴーコーマスケール〈GCS〉で何点か。1つ選べ。
1. E1　　　V1　　　M3
2. E3　　　V2　　　M2
3. E2　　　V2　　　M5
4. E2　　　V4　　　M5
5. E3　　　V5　　　M5

[解答・解説]
　グラスゴーコーマスケール（GCS）は、意識レベルを開眼（E）、言語による応答（V）、運動による最良の応答（M）の3要素で表現する評価方法である。Eは、開眼（E4）から（痛み刺激を加えても）開眼しない（E1）の4段階、Vは、見当識がある（V5）から（痛み刺激でも）発声がない（V1）の5段階、Mは、命令に従う（M6）から（痛み刺激にも）まったく動かさない（M1）の6段階に分類されている。最終的にこれらを合計して評価する。よって、最低（深昏睡）3点から最高（意識清明）15点までの合計13段階に区分される。
　痛み刺激で開眼し（E2）、うなり声を発して（V2）、疼痛刺激を振り払おうとする（M5）と評価され、合計9点になる（テキスト第8版②p.59）。
3

28 日本DMAT（Disaster Medical Assistance Team）設立の目的はどれか。2つ選べ。
1. 被災地病院支援
2. 救護所巡回診療
3. 被災地での検視
4. 感染対策への支援
5. 重症傷病者の広域搬送

　DMAT（ディーマットと読む）は、災害派遣医療チームのことであり、「大規模事故災害、広域地震災害などの際に、災害現場・被災地域内で迅速に救命治療を行うための専門的な訓練を受けた、機動性を有するチーム」と定義されている。平成7（1995）年に発生した阪神・淡路大震災の教訓から、災害発生から48時間以内に被災地内外において活動し、防ぎえた災害死を減らすことを活動の目的にしている。そのため、傷病者で溢れる被災地内の病院を支援し、傷病者のなかから救命のためには被災地域の外の医療機関で適切な治療を受ける必要のある重症者を選び、広域医療搬送することが設立時の主な活動内容である。そのほかの選択肢の救護所巡回診療や被災地での検視、感染対策への支援は、DMATの設立の目的からは外れる（テキスト第8版②p.44）。**1、5**

29 在宅酸素療法の適応疾患で**ない**のはどれか。1つ選べ。

1. 肺気腫
2. 市中肺炎
3. 結核後遺症
4. 慢性気管支炎
5. 小児神経筋疾患

[解答・解説]
在宅酸素療法の適応疾患としては、比較的病状の安定している慢性呼吸不全の患者である。具体的には、成人では肺気腫や慢性気管支炎などの慢性閉塞性肺疾患（COPD）や結核後遺症、小児では神経筋疾患などである。
もともと健常な人が市中肺炎に罹患した場合には、抗菌薬の投与などの治療が適切で、一般に在宅酸素療法の適応にはなり得ない（テキスト第8版② p.173）。　**2**

30 薬剤投与をする際の三方活栓の正しいコック位置はどれか。1つ選べ。

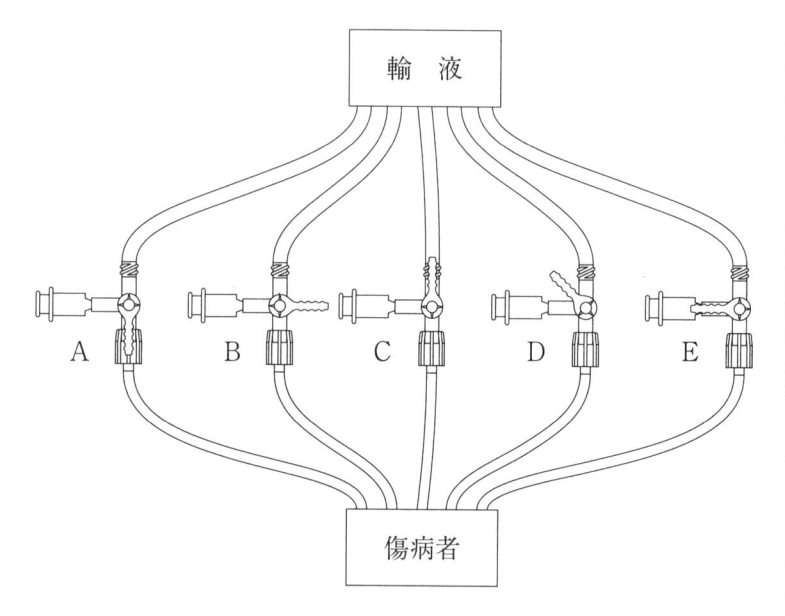

1. A
2. B
3. C
4. D
5. E

三方活栓は、薬剤を側管から投与するためにある。形状として、コックが1つのものと3つのものとがある。1つのものは、コックのOFF表示が示す方向だけが閉鎖されており、それ以外の3方向は開通している。コックが3つのものは、そのコックの示す3つの方向が開通しており、輸液が流れる。
設問の図では、コックが1つのものであり、薬剤を投与する場合には、輸液本体の方向にコックが向いていて、側管から傷病者まで薬剤の流れが確保されているCが正解となる（テキスト第8版② p.138〜139）。　**3**

31 下肢急性動脈閉塞症の所見で適切なのはどれか。2つ選べ。
1．紅　斑
2．冷　感
3．浮　腫
4．知覚異常
5．皮下出血

[解答・解説]
　急性動脈閉塞は血栓などさまざまな原因により生じる。血流が途絶えることによる症状を考える。皮膚は蒼白となり、いずれ潰瘍や壊死に至る。紅斑は真皮の細小血管が拡張し充血した状態である。冷感は血流途絶による症状である。浮腫は毛細血管内圧の上昇に伴うが主に静脈還流の障害による。知覚異常では当初は疼痛を訴えるが後に知覚麻痺をきたす。皮下出血は血管内圧の上昇であり、動脈血流が低下した状態では生じない（テキスト第8版①p.139、④p.98、④p.154）。　　2、4

32 緊張性気胸でみられるのはどれか。1つ選べ。
1．陥没呼吸
2．奇異呼吸
3．失調性呼吸
4．浅表性呼吸
5．クスマウル呼吸

　胸腔内に肺外空気が溜まり、胸腔内圧の上昇と静脈還流が低下し循環不全に陥る病態である。陥没呼吸は甲状軟骨が下方に、また胸郭が吸気時に胸骨、肋間などが陥凹する吸気性の呼吸困難で、気道閉塞などを疑う。奇異呼吸は左右が対称的でなく、胸部と腹部の動きが同調していない動きである。失調性呼吸は呼吸中枢である延髄の障害によるもので呼吸運動が不規則となる。浅表性呼吸は胸部外傷など肺活量が低下し浅く速い呼吸をいう。緊張性気胸では吸気・呼気ともに呼吸制限となるため浅表性呼吸となる。クスマウル呼吸は糖尿病性ケトアシドーシスや急性腎不全の際の代謝性アシドーシスを代償する異常に大きな呼吸である（テキスト第8版②p.53、⑤p.26、⑤p.64～65）。　　4

33 ストレスによって起こる身体的所見はどれか。2つ選べ。
1. 流涎
2. 傾眠
3. 頻脈
4. 発汗
5. 縮瞳

[解答・解説]
急性のストレス反応は主にカテコラミンの作用により生じる反応である。流涎はストレス下ではむしろ抑えられ口渇となる。傾眠より逃避行動を起こしやすくなる。頻脈は交感神経系が優位となり頻脈や血圧の上昇をきたす。発汗も末梢血管の収縮により起きる。縮瞳ではなく散瞳である（テキスト第8版① p.44～45、② p.217～218）。

3、4

34 救急救命士の役割について適切なのはどれか。1つ選べ。
1. 救急現場で緊急度の判断を行う。
2. 心肺蘇生を自己判断で中止する。
3. 救急救命処置録を自己保存する。
4. 医療機関で救急救命処置を行う。
5. ショックに対して薬剤投与をする。

救急救命士の役割は、1）救急救命処置の的確な実施、2）病院外心肺蘇生効果の向上、3）各種応急処置の質的拡充、4）救急隊員の指導・育成、5）病院における救急医療との密接な連携、である。また現場で重症度、緊急度を評価することは、現場・搬送中の処置、適切な医療機関への搬送に影響を与え、さらに生命予後、機能予後に影響を与える。心肺停止状態の判定は原則として医師が行わなければならない。傷病者を直接見ていない医師が正しく判断するために、救急救命士は状態を正確に伝達することが大切で、自己判断で中止することはできない。救急救命処置録は記載を行わなかったり、虚偽に関しては罰則が規定されている。証拠書類としての意義をもつため自己保存ができない。救急救命士に業務を行うことが許されている場所は救急現場と医療機関への搬送途上に限られている。薬剤投与に関しては心肺停止状態の患者以外に投与できるのはアナフィラキシーショックで、しかも傷病者があらかじめ自己注射が可能なアドレナリン製剤の処方を受けている場合のみである（テキスト第8版② p.31、② p.78）。

1

35 角膜反射が消失する神経障害はどれか。1つ選べ。
1．視神経
2．動眼神経
3．滑車神経
4．顔面神経
5．迷走神経

[解答・解説]
　角膜反射は脳幹反射の1つである。角膜に触れると閉眼する反射であり、三叉神経第1枝が角膜に分布している。求心路として橋にある三叉神経核、さらに顔面神経核を通して顔面神経に作用し眼輪筋から閉眼する。よって角膜反射が消失する場合は三叉神経、顔面神経、または橋の一部に障害がみられる可能性がある（テキスト第8版②p.60）。　　　4

36 図のような麻痺を来す神経障害はどれか。1つ選べ。

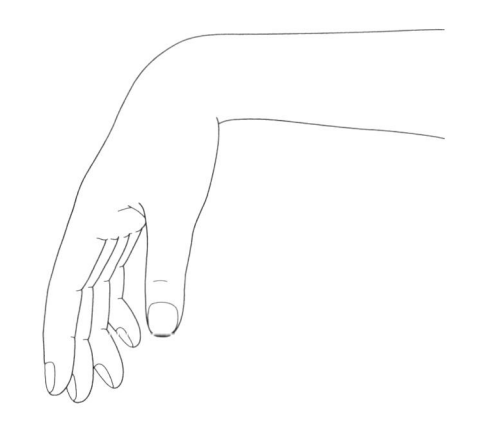

1．頸　髄
2．尺骨神経
3．正中神経
4．橈骨神経
5．上腕神経叢

　頸髄損傷では損傷程度、損傷の頸髄レベルにより異なる。尺骨神経麻痺は小指と環指尺側の障害、手内筋の麻痺により鉤爪手となる。正中神経麻痺では第1、2、3指と第4指母指側の障害、母指球筋の萎縮により猿手となる。図は橈骨神経麻痺の肘および手関節の伸展が困難である垂れ手である。腕神経叢損傷に関しては神経根が損傷する部位で症状が異なる（テキスト第8版③p.154、⑤p.60）。　4

37 血漿にあって乳酸リンゲル液にない電解質はどれか。1つ選べ。
1．塩素イオン
2．カリウムイオン
3．ナトリウムイオン
4．カルシウムイオン
5．マグネシウムイオン

[解答・解説]
　乳酸リンゲル液は細胞外液など大量出血に伴う急速な循環血液量の低下の際に、補充で使われる輸液製剤である。よって血液の組成に近い。陽イオンにはナトリウムイオン、カリウムイオン、カルシウムイオンがある。一方、陰イオンには塩素イオンのほかに乳酸イオンがあり、アシドーシスの是正をしている。マグネシウムは乳酸リンゲル液には含まれていないが酢酸リンゲル液の一部に含まれる（テキスト第8版②p.186、②p.189、③p.35）。
　　　　　　　　　　5

38 断続性ラ音について正しいのはどれか。2つ選べ。
1．肺炎で聴取される。
2．呼気時に聴取される。
3．気道の狭窄が原因となる。
4．気管支拡張薬で改善する。
5．捻髪音は断続性ラ音のひとつである。

　胸部聴診により持続性の短い不連続なラ音で、主として吸気時に聴取される。肺炎、肺水腫、気管支炎など末梢気道などに分泌物がある場合聴取される。呼気時に聴取されるのは気管支喘息など連続性ラ音の場合である。気道狭窄では上気道では気管支喘息など持続性で下気道狭窄では喘鳴を伴った呼気性呼吸困難である。気管支拡張症では分泌物の排泄が困難となり増悪する。捻髪音は細かい高音で断続性ラ音の1つである（テキスト第8版②p.71、③p.12）。
　　　　　　　　　1、5

39 外傷でアンダートリアージになりやすいのはどれか。2つ選べ。
1．高齢者
2．肥満者
3．頭部外傷
4．骨盤骨折
5．薬物服用者

　外傷において高齢者では自覚症状が病態よりも緩慢に認識されるためアンダートリアージが多い。ほかに多発外傷でない重症単独外傷にも多いとされる。またオーバートリアージ症例は肥満者、頭部外傷、薬物服用者、顔面外傷、四肢外傷に多いという報告がある（テキスト第8版①p.124、②p.82）。　1、4

40 徐脈がみられるのはどれか。1つ選べ。
1. 貧　血
2. 低酸素症
3. 骨盤骨折
4. 頭蓋内圧亢進
5. 甲状腺機能亢進症

[解答・解説]
　循環血液で酸素含量はとくにヘモグロビンに結合する血色素量(Hb)と血液酸素飽和度(Sat)が主である。よって貧血においては循環血液の酸素含量が低下するため循環血液の中で酸素供給減少を代償とするため頻脈となる。また低酸素症においても同様である。骨盤骨折では後腹膜出血により貧血となるため頻脈となる。頭蓋内圧亢進では血圧上昇とともに徐脈となるクッシング徴候がある。甲状腺機能亢進症では発熱、頻脈、発汗、血圧上昇などの症状がみられる（テキスト第8版① p. 149、③ p. 7、③ p. 100、③ p. 178、④ p. 84、⑤ p. 179）。　　　4

41 救急現場活動として適切なのはどれか。1つ選べ。
1. 環境観察よりも傷病者の観察を優先する。
2. 傷病者を現場から動かさずに応急処置をする。
3. 軽症の傷病者では救命資器材は現場に携行しない。
4. バイタルサインが安定している時には継続観察は行わない。
5. 二次災害の発生が予想される場合には早期に応援要請する。

　初期評価は環境観察と傷病者観察に分類される。現場活動においては環境観察から開始する。二次災害の危険性などを簡潔に把握し、傷病者観察を行う。救急現場では交通事故など現場の安全が担保されない場合、傷病者を安全な場所に移動してから応急処置を開始する。軽症と判断した場合においても傷病者のバイタルサインは時間とともに変化するため、救急資器材を現場に携行することは大切である。救急隊が行う通信の1つに応援要請がある。二次災害の防止や救助活動のために救急現場において他隊や医師、警察官などに行うものである（テキスト第8版② p. 21）。　　　5

42 救急救命士が行う特定行為はどれか。1つ選べ。

1. 静脈路の確保
2. 咽頭異物の除去
3. エピペン®の使用
4. 経鼻エアウエイによる気道確保
5. 自動体外式除細動器〈AED〉の使用

[解答・解説]
　救急救命処置は特定行為と呼ばれるもので、医師の具体的な指示が必要で、法は医師の具体的な指示を受けずに特定行為を行うことを禁じている。咽頭異物は応急処置で特定行為ではない。エピペン®の投与はあらかじめ処方を受けたものに限られており、特定行為とは位置付けられていない。経鼻エアウエイによる気道確保は高度な意識障害による舌根沈下などで気道が狭窄または閉塞した傷病者で使用するが処置行為である。AEDの使用は包括的指示下で実施できる（テキスト第8版② p. 35、② p. 97、② p. 128)。　**1**

43 救命救急センターの整備基準に**含まれない**のはどれか。1つ選べ。

1. ICUの整備
2. CCUの整備
3. 新生児ICUの整備
4. 救急医療従事者への研修体制
5. 24時間体制の重篤救急患者受け入れ

　第二次救急医療機関では対応できない複数の診療科領域にわたる重篤な救急患者に対し、高度な医療を総合的に提供する医療機関と定義され、平成23年12月1日現在で全国に245施設を数える。ICU、CCUなどを備え常時重篤な患者に対し高度な治療ができるとされているが、新生児ICUはその基準に入っていない。医療従事者（医師、看護師、救急救命士など）に対し必要な研修を行う体制を有し、24時間重篤な救急患者を常に受け入れることができることが基準となる（テキスト第8版② p. 11)。　**3**

44 空気感染が予測される場合の救急搬送に際しての対応で**適切でない**のはどれか。1つ選べ。

1. 救急車の窓を開けて走行する。
2. 傷病者にN-95マスクを着用させる。
3. 喀痰はビニール袋に回収し密封する。
4. 救急隊員はビニール手袋を着用する。
5. 搬送終了後の救急車内をエタノールで消毒する。

[解答・解説]
　空気感染に対しては室内空気の洗浄化に努める。救急車の窓を定期的に開放して室内空気の入れ替え、HEPAフィルタを用いた換気の実施を原則とする。咳がひどい傷病者にはサージカルマスクをさせるが、N-95マスクでは咳の際に狭い隙間よりさらに飛沫を拡散させるため着用させない。傷病者の血液や喀痰、唾液などの体液が付着したものは感染性廃棄物としてほかの生活廃棄物とは別に収集・焼却処分をする必要がある。よってビニール袋に回収し密封する。感染予防策として防護器具(ゴーグル、手袋、マスク、ガウン)は基本である。救急車の管理は壁や床は消毒用エタノール、塩化ベンザルコニウム、両面界面活性剤などを染み込ませた雑巾やモップで清拭する(テキスト第8版① p.135、② p.196〜202)。

2

45 外傷で血尿を**来たしにくい**損傷部位はどれか。1つ選べ。

1. 腎動脈
2. 腎臓
3. 尿管
4. 膀胱
5. 尿道

　外傷における血尿では腎臓、膀胱、尿道の損傷が考えられる。腎動脈損傷は腎損傷のなかでもっとも重症度が高いが、強度の血尿はきたしにくい。腎臓は腰背部への衝撃の後に出現した場合である。尿管の損傷でも血尿をきたす。無尿や尿意の消失を伴い下腹部への刺激症状があり、かつ下腹部への打撃などの既往があれば腹腔内への膀胱破裂を考慮する。尿道出血・排尿時痛を伴えば不完全尿道損傷、尿道出血に伴う展開ならば完全尿道断裂を疑う(テキスト第8版③ p.199)。

1

46 腹痛の随伴症状で緊急開腹手術を必要とする可能性が最も高いのはどれか。1つ選べ。
1．黄　疸
2．吐　血
3．タール便
4．腹部膨満
5．筋性防御

[解答・解説]
　腹痛では腹部全体の強い痛みは潰瘍穿孔や大腸穿孔などの消化管穿孔や絞扼性腸閉塞、虫垂炎穿孔、膵炎、動脈瘤破裂などでみられる。腹部全体に強い痛みのある場合は腹膜刺激症状を伴うことも多くこの場合、汎発性腹膜炎と呼んでいる。消化管穿孔や腸壊死などの重症疾患が多い。黄疸は肝機能異常や胆汁排泄障害があるときに認められる。吐血やタール便は食道・胃・十二指腸からの出血が多いが緊急開腹手術の必要性に関しては高くはない。腹部膨満は腹腔内に液体が溜まっているか腸管が拡張しているときにみられる。緊急開腹手術の必要性に関しては高くはない。筋性防御は腹膜刺激症状で消化管穿孔や腸壊死などの重篤な腹腔内疾患があることが多く、重症であり緊急治療が必要となることが多い（テキスト第8版③p.113～117）。

5

47 粟粒結核による発熱の特徴はどれか。1つ選べ。
1．規則的に発熱を引き起こす。
2．有熱期と無熱期が不規則に繰り返す。
3．日内変動が1℃以内、高熱が持続する。
4．日内変動が1℃以上、平熱まで下がる。
5．日内変動が1℃以上、平熱まで下がらない。

　結核は高齢者の占める割合がしだいに増加している。空気感染を起こす代表的な疾患であり、ほとんどが経気道感染である。約90％は肺結核であるが、脊椎カリエスや結核性髄膜炎、腸結核を起こすこともある。粟粒結核は結核菌がリンパ血行性に移行し多数の結核結節を形成したものである。有熱期と無熱期が不規則に繰り返すのは波状熱で、マラリアなどである。発熱が持続的で日内変動が1℃以内、高熱が持続するのは稽留熱で、腸チフス、大葉性肺炎、髄膜炎などである。日内変動が1℃以上、平熱まで下がるのは間欠熱である。マラリアや粟粒結核に起こる。日内変動が1℃以上、平熱まで下がらないのは敗血症や化膿性疾患である（テキスト第8版③p.209～210、④p.116）。

4

48 急性心筋梗塞を疑う胸痛はどれか。1つ選べ。
1．冷汗を伴う。
2．体位で変化する。
3．咳嗽時に強くなる。
4．寛解増悪を繰り返す。
5．心尖部に圧痛がある。

[解答・解説]
　急性心筋梗塞の胸痛では比較的急激に出現する。20分以上持続し冷汗、嘔気を伴う場合は強く疑われる。とくに仰臥位で増強する場合、心膜炎などが考えられる。咳などでは心膜炎、胸膜炎が考えられる。心筋梗塞では持続する痛みで、寛解・増悪を繰り返すことはない。胸痛の場所は胸骨裏面にもっとも多く、時に頸部、下顎部、左肩から左上腕、上腹部にかけて放散することもある。性状は圧迫感、絞扼感、不快感などで、心尖部に痛みを伴うこともあるが通常圧痛は伴わない（テキスト第8版③ p.106〜109、④ p.33、④ p.151）。

1

49 心肺蘇生中の循環動態について正しいのはどれか。1つ選べ。
1．冠灌流圧は50mmHgを超える。
2．過換気は静脈還流を減少させる。
3．アドレナリン投与は冠動脈血流を低下させる。
4．脳血流量は胸骨圧迫を解除した時に最大となる。
5．胸骨圧迫による心拍出量は正常安静時の70％程度である。

　冠灌流圧は主に胸骨圧迫の拡張期における大動脈圧と右心房圧との差で表されるが、蘇生中は拡張期動脈圧が低いため冠灌流圧も低く50mmHgを超えることはない。人工呼吸中の胸腔内圧はほとんど常に陽圧であり、1回換気量が増えたり呼吸数が増えれば胸腔内圧は上昇し、胸骨の圧迫を解除している間に起こるべき静脈還流を低下させ心拍出量を低下させる。アドレナリンなど血管収縮薬は冠動脈などでは収縮能力は弱く、筋肉、皮膚、脂肪組織では強い収縮力を示す。胸骨圧迫では内頸静脈圧の増加は著明でなく、脳血流量を左右する脳灌流圧（大動脈圧-内頸静脈圧）は胸骨圧迫時に最大となる。胸骨圧迫による心拍出量は正常安静時の約30％以下である（テキスト第8版③ p.60〜63）。

2

50 脳卒中後遺症による運動麻痺の特徴はどれか。1つ選べ。
1．痙性麻痺
2．腱反射低下
3．筋緊張低下
4．筋線維束性収縮
5．バビンスキー反射陰性

[解答・解説]
　脳卒中は中枢性麻痺である。急性期には弛緩性麻痺を呈すが、しだいに痙性麻痺となる。腱反射は急性期では消失するが慢性期では亢進する。筋緊張は亢進し、伸展力は困難となる。筋線維束性収縮はみられない。バビンスキー反射などの病的反射は中枢性麻痺の際に認められる（テキスト第8版②p.61）。

1

51 月経周期と関連して性器出血を来す疾患はどれか。2つ選べ。
1．腟　炎
2．子宮筋腫
3．子宮内膜症
4．子宮頸がん
5．子宮内膜増殖症

　性器出血とは性器（子宮、腟、外陰）からの出血であり、月経時以外に起こる病的な出血を不正性器出血という。妊娠の有無を確認し、陰性の場合は月経との関連を聴取する。過多月経の場合は重複子宮、子宮筋腫、子宮内膜症が考えられる。腟炎、子宮頸癌では腟や子宮頸部からの出血はみられるが月経との関連はみられない。子宮内膜増殖症では子宮体部からの出血であり、子宮体癌と同様に月経との関連はみられない（テキスト第8版③p.220～222）。

2、3

52 ショックの種類によらず共通して認められるのはどれか。1つ選べ。
 1．心拍出量減少
 2．嫌気性代謝亢進
 3．末梢血管抵抗増大
 4．毛細血管透過性亢進
 5．動脈血酸素飽和度低下

[解答・解説]
　ショックは循環血液量減少性ショック、心原性ショック、心外閉塞・拘束性ショック、血液分布異常性ショックに分けられ、組織を灌流する血流量が低下して、正常な細胞活動を営めなくなった状態とも定義される。心拍出量は、血液分布異常性ショックの敗血症性ショックなどではウォームショックとして増加する。ショックは末梢細胞の酸素の需要と供給のアンバランスでもあり、酸素の不足により嫌気性代謝がすべてのショックで亢進する。末梢血管抵抗は敗血症性ショックなどのウォームショックでは低下し拡張する。毛細血管透過性は循環血液量減少性ショックでは循環血液を維持するため低下する。動脈血酸素飽和度を低下させるわけではない（テキスト第8版③p.15～21、⑤p.97）。　2

53 反跳痛を認めるのはどれか。1つ選べ。
 1．胆石症
 2．食中毒
 3．尿管結石
 4．大腸穿孔
 5．消化性潰瘍

　反跳痛は腹膜刺激症状の1つである。腹部をそっと圧迫していき、急に手指を離すと、押えるときより離したときのほうが強い痛みを生じる症候である。胆石症は疝痛発作で心窩部から右季肋部にかけての強く差し込むような痛みである。食中毒の腹痛では腹膜刺激症状はきたしにくい。尿管結石は腰背部やや側腹部、下腹部の間欠的な疝痛発作である。大腸穿孔では穿孔部位からの便の漏出に伴い、腹膜刺激症状を認める。消化性潰瘍では周期性の、または灼熱感を伴う痛みであるが反跳痛ではない（テキスト第8版④p.50、④p.60、④p.113）。　4

54 救急救命士が行う心肺蘇生法について**誤っている**のはどれか。1つ選べ。
1．CPR開始後はVFの判断を最優先する。
2．心停止例には高濃度の酸素投与を行う。
3．目撃のある心静止の傷病者では薬剤投与を検討する。
4．電気ショックを1回行なった後は頸動脈拍動確認を行う。
5．換気不良の場合には器具を用いた気道確保の指示要請を行う。

[解答・解説]
　心肺機能停止傷病者では直ちにCPRを開始し、まず早期の除細動実施のためにVF/無脈性VTの判断を最優先する。VF/無脈性VTであれば包括的指示下除細動プロトコールを選択する。蘇生術施行中は可能な限り高濃度の酸素で換気するため、リザーバーを用いて10L/分以上を流し、常にリザーバーが膨らんだ状態を保つ。目撃のある心静止では薬剤投与の検討を行い、直ちに医師の指示を受ける。電気ショックを行った後は直ちに胸骨圧迫からCPRを再開する。換気不良の場合、器具を用いた気道確保を優先すべきか判断し、指示要請を行う（テキスト第8版③ p. 72〜73）。**4**

55 電話による口頭指導について正しいのはどれか。1つ選べ。
1．胸骨圧迫のみの心肺蘇生を指導する。
2．頸動脈で脈拍の触知ができるかを尋ねる。
3．CPR講習未受講者にはAEDの使用を控えさせる。
4．異物による心停止が疑われれば腹部突き上げ法を指導する。
5．しゃくりあげるような呼吸をしていると通報された時は呼吸ありと判断する。

　混乱した通報者の情報から傷病者がCPAであるかを正確に判断することは容易ではない。しかし通報内容からCPAと判断されれば電話による口頭指導で通報者にCPR実施を促す必要がある。通報者がCPRに習熟していない場合、胸骨圧迫のみの指導でもよい。頸動脈の触知は市民にとって難しく間違いも多いため反応がなく普段通りの呼吸がなければ心停止と判断、CPRを開始するように指導する。市民によるAEDの効果も表れているため、市民による早期除細動の必要がある。異物による心停止が疑われる場合はCPRを行う。腹部突き上げ法は意識のある傷病者に対して行われる。呼吸に関しては、しゃくりあげるような呼吸を正常呼吸と誤解することがあり、死戦期呼吸の特徴に注意して普段通りの呼吸であるかを聴取する（テキスト第8版② p. 24、③ p. 71）。**1**

56 成人の一次救命処置〈BLS〉で正しいのはどれか。2つ選べ。
1．胸骨圧迫は60回/分で行う。
2．死戦期呼吸は心停止として扱う。
3．圧迫と呼吸の比は30：2とする。
4．呼気吹き込み時間は2秒程度とする。
5．圧迫の強さは胸郭が3cm沈む程度とする。

[解答・解説]
　心停止と判断したら直ちに胸骨圧迫を開始する。胸骨圧迫の回数は1分間に少なくとも100回行う。気道を確保しても無呼吸あるいは死戦期呼吸の場合は心停止として扱う。圧迫と呼吸の比は30回の胸骨圧迫と2回の人工呼吸を組み合わせて1サイクルとする。呼気吹き込み時間は1秒程度とする。圧迫の強さは少なくとも5cm沈むようにする（テキスト第8版③ p.72～73）。
　　　　　　　　　　2、3

57 一次性脳病変より二次性脳病変を疑うのはどれか。1つ選べ。
1．覚醒障害が強い。
2．瞳孔異常を伴う。
3．急性の経過をたどる。
4．神経局在徴候を伴う。
5．意識レベルが変動する。

　一次性脳病変は脳血管障害や頭部外傷のように脳自体に病変がある原発性脳障害で、意識の中枢そのものが直接障害を受ける。覚醒障害は一次性で強く、また瞳孔異常を伴いやすい。急性の経過で神経局在徴候を伴う。二次性脳病変は頭蓋外に原因があり、意識レベルの変動があり、認知障害が強く進行は緩徐である（テキスト第8版③ p.40～41）。
　　　　　　　　　　5

58 呼吸困難が労作時に起こることを特徴とするのはどれか。2つ選べ。
1. 気　胸
2. 肺気腫
3. 慢性左心不全
4. 肺血栓塞栓症
5. 過換気症候群

[解答・解説]
　労作性の呼吸困難は心臓性の呼吸困難の初期症状である。気胸は浅在性呼吸で労作時とはとくに関係はない。肺気腫は慢性閉塞性肺疾患の1つである。湿性咳漱、労作時の呼吸困難があり、喘息様の発作性喘鳴が聴取されることもある。慢性左心不全では労作時の心臓からの駆出が低下するため呼吸困難をきたす。肺血栓塞栓症では呼吸困難、胸痛が代表的な症状としてあげられるが症状は多様で特有なものはない。広範囲の塞栓は意識障害や循環不全を伴うことが多い。過換気症候群は発作性かつ不随意的に換気量、換気回数が増加した状態である（テキスト第8版③p. 110、④p. 24、④p. 34、④p. 155)。　　**2、3**

59 喀血傷病者への対応で優先度の低いのはどれか。1つ選べ。
1. 体温の測定
2. 自力喀出の促し
3. 胸郭運動の観察
4. 口腔内血液の吸引
5. パルスオキシメータの装着

　喀血は気管、気管支、肺胞に至るまでの気道、または肺からの出血と定義される。基礎疾患に伴い少量でも呼吸困難をきたし、大量の出血で窒息の恐れもあり注意が必要である。バイタルサイン、とくに気道確保、それに伴う酸素投与は大切である。喀出量が少量で出血側が推定できれば気道に溜まった血液の自力喀出を促し、喀血による気道閉塞を予防するために体位ドレナージとして出血側を上にした側臥位で頭側を下げる。大量喀血の重症例や低肺機能傷病者など自力喀出能力が低下している場合は、健側への血液流入を助長し、呼吸不全を誘発することも考えられる。自力喀出を促し、できない場合では出血側を下にしたほうが有効なこともある。観察は重要で呼吸様式などの胸郭運動の観察、さらにパルスオキシメータ装着による重症度判定は大切である（テキスト第8版③p. 188～194)。　**1**

60 不規則な R-R 間隔が特徴である不整脈はどれか。1つ選べ。
 1．洞性徐脈
 2．心房細動
 3．単形性心室頻拍
 4．完全房室ブロック
 5．発作性上室性頻拍

[解答・解説]
　洞性徐脈は不整脈ではないが極端に遅い場合など症状を呈する場合がある。心房細動は心房が心房内で発生した刺激に応じて頻回に無秩序に興奮収縮を繰り返す状態で、不規則なR－R間隔をとる。単形性心室頻拍は心室内を電気刺激が回旋するリエントリー性不整脈で心拍数は100〜250/分でQRS幅が広く、同一のQRSの形状をした頻脈性不整脈である。完全房室ブロックでは心房と心室がそれぞれ無関係に収縮するがR－R間隔は規則的である。発作性上室性頻拍ではP波が同定できないがR－R間隔は規則的である（テキスト第8版③ p. 178〜182）。

2

61 観察所見と原因疾患の組合せで正しいのはどれか。1つ選べ。
1．腹部腫瘤————————単純性イレウス
2．腹膜刺激症状——————急性胃粘膜病変
3．クモ状血管腫——————マロリー・ワイス症候群
4．イチゴゼリー状下血———腸重積
5．コーヒー残渣様吐物———食道静脈瘤破裂

[解答・解説]
　腹部に腫瘤を触知した場合にはその存在部位、大きさ、形状、硬さ、表面の状態、可動性の有無、拍動の有無などについて観察する。単純性イレウスは腸管の閉塞をきたすイレウスで腸管の血行障害は伴わない。腹部膨満で特徴的である。腹膜刺激症状は消化管穿孔、急性膵炎、壊疽性胆嚢炎、絞扼性イレウスなどで腹膜への炎症の波及が考えられる場合である。急性胃粘膜病変は胃の粘膜下の病変であり腹膜刺激症状はみられない。クモ状血管腫は腹部視診において肝硬変でみられる。マロリー−ワイス症候群は腹腔内圧の上昇により食道胃接合部の粘膜に圧がかかり粘膜下層まで裂創を生じ、粘膜下の血管が破綻して出血する。原因として嘔吐、咳、排便などである。イチゴゼリー状下血は小児の急性腹症の代表的疾患の腸重積でみられる。腸管粘膜のびらんからの出血である。コーヒー残渣様吐物は胃潰瘍など上部消化管出血などでみられるが、時間経過があり、食道静脈瘤の破裂などでは吐血の性状は新鮮血である（テキスト第8版② p.74、④ p.55〜56、④ p.60、④ p.136）。　　4

62 思春期に初発する痙攣の原因で多いのはどれか。1つ選べ。
1．薬　物
2．脳腫瘍
3．頭部外傷
4．脳血管障害
5．本態性てんかん

　痙攣は脳や全身に原因を認めない本態性てんかんと、脳に何らかの器質的異常があり発生する症候性てんかんやそのほか脳以外の全身的な異常が起因するもの、心因性などに分かれる。原因に関しては初発年齢である程度特定できる。思春期などでは本態性が多い。薬物は時にみられる。成人で初発する痙攣は脳腫瘍を原因とすることが多い。頭部外傷、脳血管障害では症候性てんかんに分類されるが思春期には多くない（テキスト第8版③ p.133）。　　5

63 非拍動性の頭痛を来すのはどれか。2つ選べ。
  1．片頭痛
  2．緑内障
  3．群発頭痛
  4．高血圧性脳症
  5．筋緊張性頭痛

[解答・解説]
　頭痛の性質は拍動性と非拍動性に分けられる。拍動性の原因の多くは血管性であり血管性頭痛ともいわれる。片頭痛や群発頭痛、高血圧を伴う頭痛に特徴的である。よってそれ以外の緑内障、筋緊張性頭痛は非拍動性の頭痛である。とくに筋緊張性頭痛は頭重感、絞扼感、圧迫感がある（テキスト第8版③p.98）。
2、5

64 異常呼吸と疾患の組合せで正しいのはどれか。1つ選べ。
  1．陥没呼吸――――上気道異物
  2．奇異呼吸――――緊張性気胸
  3．腹式呼吸――――横隔神経麻痺
  4．起坐呼吸――――フグ中毒
  5．非対称呼吸――――気管支喘息

　陥没呼吸は胸骨上窩、鎖骨上窩や肋骨の陥凹が認められる。舌根沈下や喉頭浮腫、気道異物などの上気道の狭窄や閉塞で起こる。奇異呼吸は重篤な胸部外傷などで認められ胸壁の一部が周囲との連続性を失った結果、吸気時に陥凹し、呼気時に突出する正常とは逆の呼吸運動である。腹式呼吸は横隔膜による呼吸で、横隔膜のみ動き、肋間筋が動かなければ腹式呼吸となる。気管支喘息は末梢気道の狭窄により吸った息を通常の速度で呼出できないため少しずつ息を吐き出す浅表性呼吸となる（テキスト第8版②p.53〜55）。
1

65 救急救命士による心肺蘇生の判断について正しいのはどれか。1つ選べ。

1. 死戦期呼吸では心肺蘇生を行わない。
2. 痙攣が認められれば心肺蘇生を行わない。
3. 低体温が疑われたら心肺蘇生を行わない。
4. 周囲の安全が確保できなければ心肺蘇生を行わない。
5. 脈拍の触知に確信がもてない場合には心肺蘇生を行わない。

[解答・解説]
　呼吸停止は有効な換気がなく人工呼吸を必要とする状態を意味し、死戦期呼吸などは呼吸停止と判断する。死戦期呼吸が残っている間にCPRを開始したほうがよい。心停止の直後には痙攣様の体動が認められることがある。低体温ではとくに偶発性低体温では一見すると明らかに死亡していて死後の変化として体温が低下していると誤認されることがある。安易に心肺蘇生不着手とはせずにCPRを開始したうえで医師の判断を仰ぐ。蘇生に慣れていない者は最初から脈拍の評価を行わずに無呼吸あるいは死戦期呼吸であることをもって心停止と判断してよい（テキスト第8版③ p.65）。
4

66 糖尿病患者にみられる感覚障害の分布はどれか。1つ選べ。

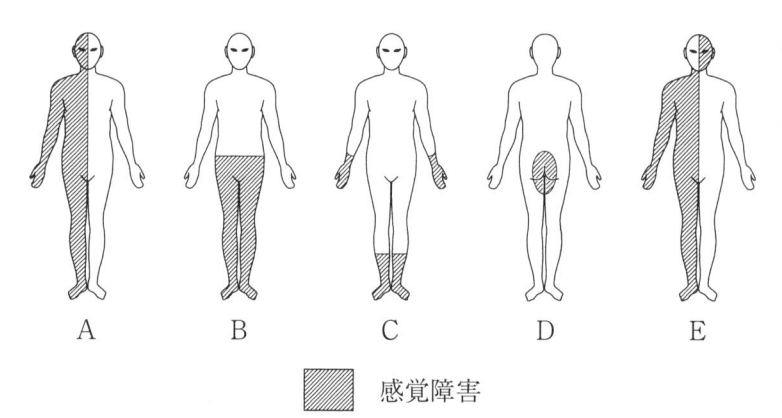

A　B　C　D　E

■ 感覚障害

1. A
2. B
3. C
4. D
5. E

　糖尿病に合併する感覚障害は末梢神経障害によるものがほとんどである。末梢神経の末端付近の神経支配は、隣接する末梢神経と重なっている。このため、感覚障害部位と健常部位の境界が不鮮明であり、末梢の感覚障害が強く近位では弱い。手袋・靴下型の神経障害を呈することが多い。糖尿病性末梢神経障害のほか、アルコール性、ヒ素中毒などでもこのタイプの感覚障害がみられる。Aは顔面も含む半身の感覚障害であり、反対側の大脳皮質の感覚領野から視床病変など。Bは、下半身の両側性の感覚障害であるため、腰部での脊髄障害、Dは仙髄領域のみ（サドル型）なので馬尾や脊髄円錐の症候群、Eは顔面と体幹以下が交代性の感覚障害を示すので、顔面と同側の三叉神経脊髄路核・脊髄路から外側脊髄視床路の障害による（テキスト第8版③ p.150～151）。
3

67 心肺停止の原因のうち呼吸停止が先行するのはどれか。2つ選べ。

1. フグ中毒
2. 急性喉頭蓋炎
3. 肺血栓塞栓症
4. 高カリウム血症
5. 三環系抗うつ薬中毒

[解答・解説]
　フグ中毒（テトロドトキシン）は、摂取すると興奮性細胞において、細胞膜のNa流入を妨げ、神経・筋の興奮性伝達を遮断する。このため、呼吸ができなくなる。また、急性喉頭蓋炎は、インフルエンザ桿菌（肺炎球菌、溶連菌なども原因となる）などによる喉頭蓋の急性炎症による疾患で、重症例では、急激に喉頭蓋を中心とした粘膜腫脹が生じ、気道をふさいで呼吸停止となることがある。対処が遅れると低酸素脳症や心肺停止に陥る。
　肺血栓塞栓症は、静脈系からの血栓による肺動脈の閉塞であり、閉塞の範囲によるが、急速な肺高血圧症と低酸素血症に陥り、重症の場合は死に至る。肺動脈の機械的閉塞と攣縮による肺循環の低下による低酸素血症であり、呼吸停止が先行するわけではない。高カリウム血症は、腎不全などさまざまな要因で起こり、致死性不整脈を招来する。また、三環系抗うつ薬も心室細動、房室ブロック、torsades de pointes（トルサドポアン）といった、重症不整脈を起こすため、心肺停止に陥る場合は心停止が先行する（テキスト第8版⑤p.155、④p.27～28、④p.135～136）。　　**1、2**

68 姿勢により腰背部痛が変化するのはどれか。1つ選べ。
1. 腎結石
2. 急性膵炎
3. 腰筋筋膜症
4. 大動脈解離
5. 穿通性胃潰瘍

[解答・解説]
　姿勢により変化する腰背部痛は、通常は運動器疾患によるものと考えられる。選択肢のうち運動器疾患は腰筋筋膜症（ぎっくり腰）のみである。そのほか、腰椎椎間板ヘルニア、胸腰椎圧迫骨折、変形性脊椎症（腰部・胸部）、化膿性脊椎炎なども同様の所見をとる。腎結石は結石による尿の停滞から腎被膜が伸展する疝痛で、結石が尿管、膀胱へと下降する際にもそれぞれ痛みを生ずるため、姿勢によるというよりは、時間とともに変化することがある。急性膵炎、穿通性胃・十二指腸潰瘍による背部痛は、それぞれ臓器の背側の部分に限局した痛みである。大動脈解離は、解離の進行とともに痛みの位置も変化する（テキスト第8版③ p. 120〜123）。

3

69 循環血液量減少性ショックで観察されるのはどれか。2つ選べ。
1. 喘　鳴
2. 頻　脈
3. 起坐呼吸
4. 頸静脈怒張
5. 四肢末梢冷感

　循環血液量減少性ショックは、出血、脱水などにより細胞外液が減少することで起こる。出血量が全血液量の15〜30％になると、心拍数が増加し、循環を保とうと反応する。皮膚や筋肉の血管を収縮し、乏しい血液を主要臓器に集めようとする。このため、四肢末端は血流が乏しくなり、蒼白となり、湿って冷たい状態になる。1.の喘鳴は、気管支喘息や、肺水腫（左心不全）などで認められる。起坐呼吸は左心不全で、頸静脈怒張は右心不全で認められるため、これらは心原性ショックの際にみられる所見である（テキスト第8版③ p. 17〜18）。

2、5

70 意識障害を伴う疾患と特徴的な口臭の組合せで正しいのはどれか。1つ選べ。
1．尿毒症——————————————ニンニク臭
2．肝性昏睡—————————————アルコール臭
3．有機リン中毒———————————アーモンド臭
4．硫化水素中毒———————————アンモニア臭
5．糖尿病性ケトアシドーシス—————アセトン臭

[解答・解説]
　代謝性疾患や中毒の意識障害の特徴的な口臭（呼気の臭気）は、診断のきっかけとなる。尿毒症は腎障害による窒素代謝の障害であり、アンモニア臭を呈する。肝性昏睡の際の臭いは、「ニンニクと腐った卵が混ざったような」「カビが生えたような」や「ねずみ臭」とも表現され、肝不全の進行を物語る予後不良の徴候である。有機リン中毒、ヒ素中毒ではニンニク臭、硫化水素中毒では硫黄臭。シアン化合物中毒はアーモンド（杏仁水）臭と表現される。糖尿病性ケトアシドーシスでは、アセトン血症となるため、呼気が甘酸っぱいアセトン臭を呈する（テキスト第8版②p.69、⑤p.146）。
5

71 くも膜下出血について正しいのはどれか。1つ選べ。
1．眼振を呈する。
2．肺水腫の原因となる。
3．好発部位は被殻部である。
4．動静脈奇形によることが多い。
5．発症直後から項部硬直がみられる。

　くも膜下出血は、主に脳動脈瘤の破裂が原因である。出血源となる脳動脈瘤の大部分はウイリス動脈輪とその近傍にあり、脳底部の脳表面のすぐ下でくも膜下腔（くも膜と脳表面の間）に位置するため、出た血液はくも膜下腔に広がる。脳動脈瘤は嚢状のものが多いが、紡錘状や血管解離によるものもある。脳動静脈奇形によるものもあるが多くはない。
　症状は、突然の激しい頭痛（多くは後頭部だが、目の奥という場合もある）、嘔気・嘔吐である。重症例では意識障害や痙攣が起こる。さらに心停止、(神経原性)肺水腫による呼吸不全を起こすこともある。他覚所見として項部硬直(髄膜刺激症状)が有名であるが、発症直後からみられることはなく、最短でも8時間以降であり、顕著となるのは数日後である。出血の広がり方によっては、眼振を呈することもあるが、頻度は低い。
　なお、好発部位が被殻、というのは高血圧性脳出血である（テキスト第8版④p.9～10）。
2

72 熱性痙攣について正しいのはどれか。1つ選べ。

1. 障害を残さない。
2. 家族集積性はない。
3. 好発年齢は思春期である。
4. 持続時間は数時間に及ぶ。
5. 痙攣後四肢麻痺を来すことが多い。

[解答・解説]

　熱性痙攣とは、通常は「単純型熱性痙攣」を指し、有熱時に起こす痙攣のうち、器質的疾患（髄膜炎・脳炎など）がないものを指す。（単純性）熱性痙攣の特徴は、1）家族内発生がある、2）好発年齢は1〜5歳。とくに2〜3歳に多い（6カ月以下、6歳以上でもみられることはあるが、10歳以降は起こらない。3）痙攣持続時間は5分以内が多い、4）痙攣は自然に消失し、痙攣後四肢麻痺や意識障害を認めない（痙攣後睡眠はあり、意識障害と区別しがたいが、自然に覚醒する）。5）瞳孔は、痙攣が続いている間は散大するが、後睡眠時には正常化し対光反射も認められる。

　なお、「単純型」に対し、「複雑型」は、年齢の幅が1歳未満から5歳以上と広く、高熱でなくても起こり、持続時間も15分程度と長く、発作を反復し、痙攣やその後の障害に左右差を認めるなどの場合をいい、てんかんや、脳炎・脳症の可能性がある（テキスト第8版④ p.133）。

1

73 うっ血性心不全について**誤っている**のはどれか。1つ選べ。
1．起坐呼吸を呈する。
2．低酸素血症を呈する。
3．肺水腫の原因となる。
4．乾性ラ音を聴取する。
5．頸静脈怒張がみられる。

[解答・解説]
　うっ血性心不全は、左心系のポンプ失調や急激な前負荷の増大により、肺静脈圧が上昇することで、肺毛細血管から肺静脈への還流が妨げられ毛細血管内圧が上昇、血管外に水分が漏れて間質に移動し、肺水腫をきたす状態である。肺うっ血、心原性肺水腫ともいう。肺胞と毛細血管間ガス交換は、間質の水分が増えることにより妨げられ、低酸素血症に陥るため、呼吸困難をきたし、起坐呼吸、チアノーゼ、頸静脈怒張（頸静脈から右心系への還流障害）が認められる。聴診所見としては、間質の水分によるファインクラックル、または、肺胞内まで水分が滲み出すとコースクラックルとなり、いずれも湿性ラ音である。一方、乾性ラ音は、ウィーズやロンカスといわれる連続性音で、喘息や気管支炎で聴取される（テキスト第8版④p.44、③p.12〜13）。
　　　　　　　　　　　　4

74 寝たきりの高齢者によくみられる肺炎はどれか。1つ選べ。

1. 間質性肺炎
2. 嚥下性肺炎
3. ウイルス性肺炎
4. レジオネラ肺炎
5. マイコプラズマ肺炎

[解答・解説]
　高齢者は咽頭筋の筋力低下などから嚥下機能が低下し、さらに嚥下反射、咳嗽反射も低下する。また、下部食道括約筋の機能低下や、胃の一部が食道裂孔から縦隔内に移動する食道裂孔ヘルニアを生ずるなど、胃内容の逆流も多い。とくに、寝たきりとなった場合には胃内容逆流の危険性はさらに高くなり、胃液（強酸）による化学性肺炎や、食事中・食後の嘔吐による食物による誤嚥性（嚥下性）肺炎のリスクは常にある。また、要介護の状態で、口腔ケアが不十分であると、口腔内常在菌が就寝中などに気管に流入することでも肺炎をきたすことがある。
　間質性肺炎は、肺炎の病態のうち、肺胞腔内の炎症が主ではなく、肺胞周囲の間質の炎症が主になるものをいい、感染、アレルギー反応、化学性炎症など、さまざまな原因で起こる。そのほかの選択肢3〜5はそれぞれ異なる病原体による肺炎である（テキスト第8版④p.26、④p.155）。　　**2**

75 腸重積症について正しいのはどれか。1つ選べ。

1. 乳児に多い。
2. 吐血を認める。
3. 家族集積性がある。
4. 右側腹部痛を認める。
5. 消化管の先天奇形を伴う。

　腸重積症の発症ピークは生後10カ月であり、生後3カ月から3歳ころまでに発症する。発生原因は不明で、突然発症し、間欠性腹痛（10〜15分間隔）、嘔吐、血便（イチゴジャム様）が三徴である。家族性や消化管の先天奇形の存在はとくにないが、10〜20％に再発を認める。回腸末端部が回盲部に入り、ここから肛門側に向かって入り込んでゆくが、腹痛の位置に関しては右側腹部という限局性はない（テキスト第8版④p.126、④p.136〜137、③p.197）。　**1**

76 精神障害患者とその対応の組合せで正しいのはどれか。2つ選べ。

1. うつ状態————励まし
2. 自殺企図————事実の確認
3. 妄想状態————妄想の訂正
4. 昏迷状態————危険物の除去
5. 興奮状態————問題点の指摘

[解答・解説]
　精神障害患者への対応は、診断がついていても難しいが、避けるべき態度や、推奨される対応に注意することは必要である。うつ状態においては、精神運動抑制が強い（暗い、不機嫌で応答が鈍い）ときに、「頑張って」「あなたなら大丈夫」などの励ましはかえって自責感や不安を増強させることになるので避けるべきである。思考が遅くなり考えが出てこず、意思決定もしにくいため、必要なことをゆっくり説明することも必要であり、不安の訴えが多い患者の場合は傾聴することが望ましい。自殺企図者に関しては、特別な対応はないが、まず、傷病者自身か家族に事実関係を確認する。服薬の後、飛び降りなどの複合自殺もあり、当事者の申告以外に、周囲の状況に目を向けることも必要である。妄想状態については、幻覚・妄想が、そもそも実際に存在しない、あるいは間違った思考であり、本人にとって訂正不能なものである。対応するときには、否定や訂正をすると患者はそれ以上語る気をなくしてしまうので、受容的に接し、理解者であるということを伝えることが必要である。昏迷状態は、開眼せず、発語せず、動かず、と昏睡状態のようにみえ、鑑別が必要である。昏迷の場合、開瞼、開口などに抵抗する、舌根沈下などの呼吸障害がない、などの特徴がある。とくに緊張性昏迷の場合、突然、緊張性興奮に交代する危険がしばしばあり、近くの危険物が患者や周囲の人に傷害を与えることがあるので、危険物を排除する必要がある。興奮状態の場合は、問題点を指摘したり、諫めたり、逆に逃げ腰で対応するとかえって興奮を助長する可能性がある（テキスト第8版③p. 139～141、④p. 177～178）。

2、4

77 前期破水について正しいのはどれか。2つ選べ。
1．子宮内感染が発生しやすい。
2．大量性器出血を伴いやすい。
3．確定診断には超音波を用いる。
4．24時間以内の分娩が目標とされる。
5．妊娠中期には新生児ICUを有する施設への母体搬送が行われる。

[解答・解説]
　前期破水は、陣痛開始前に破水する状態で、腟の細菌の子宮内侵入による子宮内感染、臍帯脱出による胎児死亡などの危険がある。このため、速やかに医療機関に搬送する必要がある。妊娠37週以降の前期破水で感染や臍帯脱出などがなければ、24時間以内に自然分娩に至ることが多く、状況により子宮収縮薬により分娩を誘発することもある。
　妊娠中期の破水については、娩出すれば新生児ICU管理が必要となるため、できるだけ妊娠を継続して分娩に至らないように管理する。何週まで待つかは施設の関連のNICUの規模や、母体や児の状態によって異なるが、感染徴候の増悪や、胎児の状態が悪くなりそうな段階で娩出にもってゆく（テキスト第8版④ p. 164、④ p. 166）。

1、5

78 顎関節脱臼で**認められない**症候はどれか。1つ選べ。
1．流　涎
2．嚥下障害
3．構音障害
4．閉口不能
5．局所の腫脹

　顎関節脱臼の大部分は開口時の前方脱臼であり、あくび、大笑い、嘔吐などの際に大きく開口することにより急激に下顎頭（関節突起先端）が前方に移動することにより起こる。症状は、閉口不能となり、このために嚥下障害、構音障害、流涎（唾液を嚥下できないため）をきたす。局所の腫脹は、相当無理な外力がかかったものでない限りは認められない（テキスト第8版④ p. 112）。

5

79 くも膜下出血による症状の特徴で**誤っている**のはどれか。1つ選べ。
 1．悪　心
 2．嘔　吐
 3．片麻痺
 4．意識障害
 5．突発する頭痛

[解答・解説]
　くも膜下出血は、脳の表面を走行する血管、とくにウイリス動脈輪に好発する脳動脈瘤の破裂により、脳表とくも膜の隙間である「くも膜下腔」に出血が広がる。特徴的な症状は、激しい頭痛（とくに後頭部痛）、嘔気（悪心）・嘔吐、重症例では意識障害を伴う。
　くも膜下腔に広がるだけでなく、破裂脳動脈瘤の周囲などに脳内血腫を形成すれば、その場所によっては片麻痺をきたすこともあるが、この疾患に特徴的な症状とはいえない（テキスト第8版④p.9～10）。　　**3**

80　上腹部痛がみられるのはどれか。1つ選べ。
 1．緊張性気胸
 2．肺血栓塞栓症
 3．急性心筋梗塞
 4．急性大動脈解離
 5．心タンポナーデ

　腹痛の診断の際、腹部を縦、横各3分割の9分割として、その局在から疾患臓器の診断とする。右上腹部には肝・胆道系、十二指腸、横行結腸があり、胆道系疾患の痛みが多い。左上腹部には胃、下行結腸、膵尾部があり、胃腸炎や大腸炎が多く、左胸部の疾患でも痛みを訴えることがある。心窩部では、胃・十二指腸があり、ここの痛みは胃・十二指腸潰瘍、膵炎のほか、急性心筋梗塞、虫垂炎の初期（その後、右下腹部痛へ移行）でもみられるので留意する必要がある。そのほかの選択肢は、胸痛がみられることはあるが、上腹部痛は一般的ではない（テキスト第8版③p.113～117）。　**3**

81 緑内障で認められる症候はどれか。1つ選べ。
　　1．縮　瞳
　　2．複　視
　　3．半　盲
　　4．結膜充血
　　5．眼瞼下垂

[解答・解説]
　急性緑内障は、虹彩の周辺部が変化して隅角が閉塞することにより、房水の流出が妨げられ、眼圧が急激に上昇する。いわゆる緑内障発作で、緊急に眼圧降下の処置が必要である。片目の強い疼痛、視力低下、瞳孔の中等度散大と対光反射の減弱～消失、結膜の毛様充血、角膜浮腫、悪心、嘔吐、頭痛などがみられる。隅角を開くために縮瞳薬を使用することもある（テキスト第8版③p.101、③p.164～166）。　　　　　　　　　4

82 乳幼児突然死症候群〈SIDS〉のリスクとなるのはどれか。2つ選べ。
　　1．巨大児
　　2．母乳栄養
　　3．うつぶせ寝
　　4．養育者の飲酒
　　5．養育者の喫煙

　乳児突然死症候群は、生後3、4カ月～6カ月までの乳児に好発する、「これまでの健康状態および既往歴からその死亡が予測できず、しかも死亡状況調査および解剖検査によってもその原因が同定されない、原則として1歳未満の児に突然の死をもたらした症候群」と定義される疾患群である。疫学的リスク因子として、1）うつ伏せ寝は仰向け寝の3倍、2）両親の喫煙は非喫煙の4.8倍、3）ミルク栄養は母乳栄養の4.7倍、4）低出生体重児（2,499kg以下）は成熟児の4.2倍、5）早産児（在胎37週以下）は満期産時の3.7倍、の5項目があげられている（テキスト第8版④p.126、④p.142）。　　　　　　3、5

83 胸部打診上、鼓音を呈するのはどれか。1つ選べ。
　　1．胸　水
　　2．血　胸
　　3．無気肺
　　4．喘息発作
　　5．横隔膜挙上

　鼓音は、胸部、あるいは腹部の打診上、気体があり、ある程度張力が高いところで高い大きな太鼓様の音が出る。胸水、血胸は液体であり、無気肺は含気が低下している肺なので、音は鈍くなり、濁音となる。横隔膜挙上に伴い、肺野は縮小するため、打診の音はやや鈍くなる。喘息発作では、気管支攣縮により呼気が抑制され、肺は過膨張の状態となるため、鼓音となる（テキスト第8版②p.67、②p.72）。　　　　　　　　　4

84 ホルモンと作用の組合せで正しいのはどれか。1つ選べ。
1．成長ホルモン————————脂質代謝
2．オキシトシン————————乳汁分泌抑制
3．副甲状腺ホルモン——————カルシウム代謝
4．鉱質コルチコイド——————抗炎症作用
5．糖質コルチコイド——————ナトリウム貯留

[解答・解説]
　下垂体前葉から分泌される成長ホルモンは、骨の成長を促し身長の伸びに関与する一方、糖・蛋白代謝に作用する。下垂体後葉から分泌されるオキシトシンの作用は、子宮収縮、乳汁分泌促進である。鉱質コルチコイド（アルドステロンなど）は、副腎皮質から分泌されるステロイドのうち、水、電解質に作用するもので、体液貯留、ナトリウム貯留、カリウム排泄作用を有する。また、糖質コルチコイド（コルチゾールなど）は、グリコーゲンの分解、蛋白の異化、抗炎症作用が強い。
　副甲状腺ホルモンはカルシウム、リンの代謝に関与する（テキスト第8版④p.72）。　　3

85 自己免疫疾患でないのはどれか。1つ選べ。
1．血友病
2．重症筋無力症
3．関節リウマチ
4．アレルギー性紫斑病
5．全身性エリテマトーデス

　血友病（Aは凝固Ⅷ因子遺伝子異常、Bは凝固Ⅸ因子遺伝子異常）は、伴性劣性遺伝形式を示す血液疾患であり、自己免疫疾患ではない。重症筋無力症、潰瘍性大腸炎、原発性胆汁性肝硬変、自己免疫性溶血性貧血、関節リウマチ、アレルギー性紫斑病、全身性エリテマトーデス、多発筋炎などは、自己免疫反応が原因と考えられている（テキスト第8版④p.85～86）。　　1

86 急性心筋梗塞の合併症でないのはどれか。1つ選べ。
1．不整脈
2．心不全
3．大動脈解離
4．心室中隔穿孔
5．僧帽弁閉鎖不全

　急性心筋梗塞は、冠動脈の閉塞や、高度狭窄による冠動脈血流の低下などにより、心筋虚血が不可逆的になり、心筋が壊死に陥る状態である。閉塞した冠動脈の還流域に一致した心筋が障害され、その部位によって、症状や、合併症が異なる。不整脈（多源性、多発性、連発の心室性期外収縮が重篤）、ショック、心不全、心破裂、心室中隔穿孔、乳頭筋断裂とそれによる僧帽弁閉鎖不全は、重篤な合併症である（テキスト第8版④p.40）。　　3

87 高齢者虐待防止法にあるが、児童虐待防止法に**ない**のはどれか。1つ選べ。

1. 性的虐待
2. 精神的虐待
3. 身体的虐待
4. 経済的虐待
5. ネグレクト

[解答・解説]
　高齢者虐待防止法では、1）身体的虐待（暴力的行為など）、2）精神的虐待（侮辱、無視など）、3）性的虐待、4）ネグレクト（世話の放棄など）のほか、5）経済的虐待（財産を勝手に処分する、生活費を渡さないなど）があり、この経済的虐待は、児童虐待防止法にはない（テキスト第8版④ p.158）。**4**

88 後天性免疫不全症候群〈AIDS〉診断のための指標となる疾患で**ない**のはどれか。1つ選べ。

1. カポジ肉腫
2. カンジダ感染症
3. クラミジア感染症
4. トキソプラズマ感染症
5. サイトメガロウイルス感染症

　AIDS指標疾患とは、日和見感染や、悪性新生物、認知症・脳症などでAIDS診断の指標となる疾患である。次のようなものがある。1）真菌症（カビなど）：カンジダ症（食道、気管、気管支、肺など）、クリプトコッカス症（肺以外）、コクシジオイデス症、ヒストプラズマ症、ニューモシスチス肺炎、2）原虫症：トキソプラズマ脳症（生後1カ月以後）、クリプトスポリジウム症（1カ月以上続く下痢を伴ったもの）、イソスポラ症（1カ月以上続く下痢を伴ったもの）、3）細菌感染症：化膿性細菌感染症、サルモネラ血症（再発を繰り返すもので、チフス菌によるものを除く）、活動性結核、非結核性抗酸菌症、4）ウイルス感染症：サイトメガロウイルス感染症、単純ヘルペスウイルス感染症、進行性多巣性白質脳症、5）腫瘍：カポジ肉腫、原発性脳リンパ腫、非ホジキンリンパ腫、浸潤性子宮頸癌、6）その他：反復性肺炎、リンパ性間質性肺炎/肺リンパ過形成、HIV脳症（認知症、または亜急性脳炎）、HIV消耗性症候群（全身衰弱、またはスリム病）(テキスト第8版④ p.86)。**3**

89 母体搬送中に新生児が娩出された。児は満期産で、臍帯切断後の呼吸、循環は安定していた。次に行う処置で適切なのはどれか。1つ選べ。
 1．保 温
 2．清 拭
 3．身体計測
 4．気道吸引
 5．足底刺激

[解答・解説]
搬送中に娩出された新生児の管理は、まず、口、鼻を軽く吸引して気道を確保し、第一啼泣がみられなければ、背中を擦り上げて呼吸を促す。呼吸を確保できれば、臍帯を切断する。新生児は低体温になりやすいため、次に重要なのは保温である。羊水をふき取り、乾いたタオルで包むなどして保温する。その後、出生後1分間と5分間で、アプガースコアで状態を評価する。呼吸、心拍数が十分でなければ、人工呼吸、胸骨圧迫などの処置を必要とする。本設問では、満期産、呼吸、循環が安定しているということなので、次に行うべきは保温である（テキスト第8版④ p.168）。
1

90 小脳出血でみられるのはどれか。1つ選べ。
 1．縮 瞳
 2．痙 攣
 3．半 盲
 4．片麻痺
 5．めまい

小脳出血の症状は、めまい、頭痛、嘔吐、病巣側の運動失調、歩行時の動揺などである。病巣側と反対側向きの共同偏視がある。瞳孔はやや小さいが必ず縮瞳とはいえない。痙攣は大脳の障害、半盲は大脳の後頭葉などの症状、片麻痺は皮質脊髄路（錐体路）の一部に起こった損傷でみられるが、いずれも小脳では起こらない（テキスト第8版④ p.11）。
5

91 慢性呼吸不全の急性増悪の際に**認めない**所見はどれか。1つ選べ。

1．頭　痛
2．浅呼吸
3．意識障害
4．吸気の延長
5．羽ばたき振戦

[解答・解説]
　慢性呼吸不全の急性増悪では、呼吸困難が増加し、努力呼吸（口すぼめ呼吸）、胸鎖乳突筋の肥大、吸気時の鎖骨上窩や肋間の陥没がみられ、呼吸は次第に減弱する。頻呼吸、浅呼吸となる。CO_2ナルコーシスによる意識障害、チアノーゼのほか、胸腔内圧が上がり右心不全となれば頚静脈怒張がみられる。$PaCO_2$が5 mmHg以上増加すると、血管拡張による手の温もり、10mmHg以上の増加では脈圧の増大を伴う高血圧、15mmHg以上の増加で羽ばたき振戦、30mmHg以上では頭痛、意識障害が出現する。呼気の延長はみられることはあるが、吸気の延長というのはこの際適当ではない（テキスト第8版④ p.23）。　　　　　4

92 抗精神病薬を服用中の傷病者で意識障害と発熱とを来す疾患はどれか。1つ選べ。

1．脱水症
2．熱中症
3．髄膜炎
4．悪性高熱症
5．悪性症候群

　抗精神病薬の副作用としての悪性症候群は、念頭におくべき重篤な副作用である。発症率は高くても2.5%ほどではあるが、高体温と筋強剛そのほかの錐体外路症状、高CK血症からなり、筋壊死による高ミオグロビン血症は、患者によっては急性尿細管壊死から急性腎不全に至ることもある。脱水症、熱中症なども抗精神病薬長期服用はリスクにはなるが、直接の副作用ではなく、患者のおかれた状況や環境による。悪性高熱症は、症状は似ているが、全身麻酔薬使用における副作用で起こる（テキスト第8版③ p.139）。　　　　　5

93 内因性精神病はどれか。1つ選べ。
1．統合失調症
2．解離性障害
3．パニック障害
4．境界型人格障害
5．アルコール依存症

[解答・解説]
　精神障害は、内因性、外因性、心因性に大きく分けられる。内因性精神障害とは、生物学的な原因(脳の伝達物質の障害など)が推定されているが、まだ解明されておらず、身体的原因が明らかではない精神疾患であり、統合失調症、双極性感情障害(躁うつ病)などの総称である。これに対し、外因性精神病は、脳内、脳外の身体的原因が明らかな場合で、脳内では加齢変化、脳血管障害、脳外傷、炎症・感染症、痙攣性疾患などの脳の器質的損傷や、膠原病・内分泌・代謝障害などのような全身疾患による症状性精神障害、アルコール依存などの物質による影響があげられる。心因性精神病は、パニック障害、解離性障害、境界型人格障害など、心理的、環境的要因とパーソナリティの問題から起こるものである(テキスト第8版④ p.173)。　　　1

94 不安定狭心症の特徴について正しいのはどれか。1つ選べ。
1．硝酸薬の反応がよい。
2．持続時間は一定である。
3．痛みの強さが一定である。
4．労作により胸痛を繰り返す。
5．発作の回数は増加傾向にある。

　不安定狭心症とは、安定狭心症に対抗する表現で、発作の起こり方が安定しておらず、かつ増悪している狭心症である。新しく発生した狭心症発作で、きわめて軽い労作で誘発されたものも含む。労作と無関係に、安静時でも胸痛発作があり、回数も多く、増加傾向にあり、持続時間も長く、一定でない。痛みの強さも一定ではない。硝酸薬の反応も悪い。心電図上ST上昇をみることもあるが、急性心筋梗塞ほどはっきりしない。血中心筋逸脱酵素の数値もさほど上がらない。単なる冠動脈の攣縮によるものではなく、冠動脈に粥腫があり、これが破綻して内腔に血栓を形成するなどして狭くなるために起こり、さらに血栓が増えて詰まれば心筋梗塞に至る危険な状態である(テキスト第8版④ p.39)。　　　5

95 急性虫垂炎について**誤っている**のはどれか。1つ選べ。
　1．発熱を伴う。
　2．嘔気を伴う。
　3．心窩部痛で発症する。
　4．腹膜炎では膝屈曲位をとる。
　5．高齢者では腹部所見が強い。

[解答・解説]
　急性虫垂炎は、虫垂が閉塞することにより炎症を起こすといわれ、もっとも頻度の高い急性腹症である。発症初期は心窩部痛・不快感で、しだいに痛みが右下腹部に限局してくる。嘔気、嘔吐、食欲不振、発熱もみられる。他覚的には右下腹部のマックバーネー圧痛点の圧痛、筋性防御、反跳痛などがみられる。腹膜炎を併発すると患者は腹部を曲げ、膝を抱えるような姿勢をとる。高齢者では、実際の炎症の程度より、腹部所見や自覚症状が軽度なことがあり、診断が難しいことがある（テキスト第8版④ p.59）。
　　　　　　　　　　　　5

96 気管支喘息について**誤っている**のはどれか。1つ選べ。
　1．発作は昼間に多い。
　2．重症例では起坐呼吸を呈する。
　3．環境汚染が発作の誘因となる。
　4．気管支平滑筋の攣縮により生じる。
　5．心停止の原因は低酸素血症である。

　気管支喘息は気管支の閉塞と炎症が特徴である。気道閉塞の機序は、気管支平滑筋の攣縮、気道粘液の貯留による粘液栓の形成、気管壁の浮腫、肥厚などによる。これに、アレルゲンによる特異的免疫反応や、ガス、粉じん、冷気などの化学的・物理的刺激が影響して、喘息が誘発される。すなわち環境汚染も発作の誘因となる。発作は、夜間や早朝に多く、また季節の変わり目や梅雨時などに起こりやすい。重症例では起坐呼吸を呈し、さらにチアノーゼ、意識障害などもきたすことがある。最初は、胸部で連続性ラ音の聴取、呼気の延長がみられるが、重症化すると換気不全となり、呼吸音が聴かれなくなる。最重症の場合は低酸素からチアノーゼ、意識障害、ショック、心停止に至ることもある。その原因は低酸素血症である（テキスト第8版④ p.25）。
　　　　　　　　　　　　1

97 慢性腎不全について正しいのはどれか。2つ選べ。
1．うっ血性心不全は緊急透析の適応である。
2．わが国では約30万人が血液透析を受けている。
3．わが国では年間約5,000人に腎移植が行われている。
4．腹膜透析を受けている人は通常週3回医療機関に通っている。
5．透析療法を必要とする慢性腎不全の最多の原因は腎硬化症である。

[解答・解説]
　慢性腎不全は、糸球体腎炎、糖尿病性腎症など、数年の経過で腎機能が低下し、最後は廃絶する状態をいう。窒素や水・電解質の排出が低下し、血中尿素窒素（BUN）やクレアチニン値の上昇、電解質異常、水の貯留などが起こる。腎機能の低下に伴い、人工腎補助療法すなわち透析療法が必要となり、現在日本では29万人以上に透析療法が行われている。維持透析の対象としてもっとも多いのは、糖尿病性腎症である。人工透析のうち血液透析は、通常週3回、1回約4時間の透析を、透析施設へ通院して受ける。腹膜透析は患者自身が1日数回、腹腔内に留置したカテーテルに透析液を注入し一定時間の後排出する（自宅で透析治療が可能）。腎移植が行われれば、透析療法の必要はなくなるが、免疫抑制薬の投与を必要とする。現在、腎移植の件数は年間200件前後である（日本臓器移植ネットワークホームページ）。うっ血性心不全や高カリウム血症、代謝性アシドーシスの場合は緊急透析を必要とする（テキスト第8版④ p.67〜68）。　　1、2

98 生体外毒素による食中毒を起こすのはどれか。1つ選べ。

1. ノロウイルス
2. 腸炎ビブリオ
3. 黄色ブドウ球菌
4. 腸管出血性大腸菌
5. キャンピロバクター

[解答・解説]
　食中毒の原因には、細菌、ウイルス、自然毒、化学物質などがあるが、細菌、ウイルスによるものが大部分である。細菌性食中毒の機序は毒素型と感染型に大別される。毒素型のうち、食品内毒素型（生体外毒素型）は、細菌が食品の中で産生した毒素を含んだ食物を摂取して起こる食中毒であり、直接毒素を摂取するため発症まで短時間であることが特徴である。黄色ブドウ球菌によるエンテロトキシン（潜伏期間30分～6時間程度）、ボツリヌス菌の体外毒素（神経毒）(潜伏期間10～40時間)が代表的である。これに対し、生体に入ってから腸管内で毒素をつくる生体内毒素型はウエルシュ菌やセレウス菌などである。感染型は、感染毒素型と感染侵入型とに分かれ、前者には腸炎ビブリオ、コレラ菌、腸管出血性大腸菌、病原大腸菌が、後者にはサルモネラ、カンピロバクター、赤痢菌などがある。ノロウイルスは、ウイルス性食中毒の大部分を示すが、カキなどにいる菌や感染した人の嘔吐物や便から拡大する（テキスト第8版④ p.113～115）。　　**3**

99 透析療法の適応基準に**含まれていない**のはどれか。1つ選べ。

1. 全身浮腫
2. 高度の貧血
3. 皮膚色素沈着
4. 高カリウム血症
5. 糖尿病性増殖性網膜炎

　人工透析の適応は、体液貯留（全身浮腫、胸水・腹水、肺水腫など）、体液異常（電解質とくにカリウム、酸・塩基平衡の異常など）、消化器症状、循環器症状、神経症状、血液異常（高度貧血、出血傾向など）、視力障害（糖尿病性網膜症）、血中クレアチニン濃度の異常、日常生活の制限などである。色素沈着はとくに適応とならない。むしろ、透析の長期化により、アルミニウムなどの皮膚沈着をきたす（テキスト第8版④ p.67）。
3

100 腹痛の部位と疾患の組合せで正しいのはどれか。1つ選べ。
1．心窩部―――――胃潰瘍
2．臍周囲部―――――卵巣囊腫破裂
3．右上腹部―――――膵　炎
4．右下腹部―――――胆囊炎
5．左下腹部―――――腸重積

[解答・解説]
　腹痛の部位により、原因臓器の推測が可能である。心窩部の痛みはいろいろな原因で起こるが胃潰瘍は代表的である。卵巣囊腫の破裂は下腹部、膵炎は心窩部から背部痛、胆囊炎は右季肋部、腸重積は回盲部に多いため、右下腹部の間欠的腹痛が多い（テキスト第8版③p.114）。
1

101 疾患とその原因の組合せで正しいのはどれか。1つ選べ。
1．梅　毒―――――――――――――真　菌
2．マラリア――――――――――――ウイルス
3．腸炎ビブリオ―――――――――――原　虫
4．ツツガムシ病―――――――――――リケッチア
5．SARS〈重症急性呼吸器症候群〉―――細　菌

　梅毒は、らせん状の形態をした細菌（スピロヘータ）によって引き起こされる。マラリアは単細胞生物であるマラリア原虫によって引き起こされる。腸炎ビブリオは細菌（グラム陰性桿菌）によって引き起こされる。ツツガムシ病はリケッチアによって引き起こされる。リケッチアは細菌より小さく、動物の細胞内で増殖し、通常の人工培地では増殖できない。SARSは、SARSウイルスによって引き起こされる（テキスト第8版①p.133、④p.118）。
4

102 挫滅症候群で正しいのはどれか。2つ選べ。
1．損傷局所の痛みが強い。
2．低カリウム血症が起こる。
3．循環血液量の減少が起きる。
4．深部筋の融解は起こりにくい。
5．心電図モニターが必要である。

　挫滅症候群（圧挫症候群、クラッシュ症候群）では、圧挫された患肢の麻痺、知覚障害を生じる。そのため、損傷局所の痛みはむしろ感じないことが多い。横紋筋細胞の破壊により、細胞内からカリウムが漏出するため、高カリウム血症が生じる。救出され、重量物などが取り除かれると、圧挫された患肢からの出血、血管外への水分の漏出などが急速に起こり、循環血液量は減少する。筋肉の位置や深さにかかわらず、圧挫によって壊死し得る。致死的不整脈が発生することがあるため、心電図モニターは必要である（テキスト第8版⑤p.94～95）。
3、5

103 ピンク色の泡沫痰がみられる疾患はどれか。1つ選べ。
1. 肺　炎
2. 肺水腫
3. 気管支炎
4. 気管支喘息
5. 気管支拡張症

[解答・解説]
　ピンク色の泡沫痰は肺水腫の際にみられる。急性気管支炎、肺炎では膿性痰を、気管支喘息では漿液性痰を、気管支拡張症では褐色痰を認めることがある（テキスト第8版④ p.19）。　**2**

104 重篤な喘息発作と判断する症候はどれか。1つ選べ。
1. 喘　鳴
2. 喀　血
3. 乾性ラ音
4. 会話不能
5. 歩行困難

　重篤な喘息発作では、会話や体動が不能となり、錯乱、意識障害、失禁をきたし、ついには呼吸停止にいたる。喘鳴、乾性ラ音は、発作の強度にかかわらず認めるが、重症化して換気不全となればかえって減弱するので注意が必要である。喀血は、喘息発作では通常起きない。歩行困難は、大発作の目安である（テキスト第8版④ p.25）。　**4**

105 鼻腔からの髄液漏を伴う傷病者の処置について適切なのはどれか。1つ選べ。
1. 頭低位
2. 鼻腔内吸引
3. 口腔内吸引
4. ガーゼタンポンの挿入
5. 経鼻エアウエイによる気道確保

　鼻腔からの髄液漏を認める場合、前頭蓋底の骨折を疑う。この場合、頭蓋内損傷の可能性とそれによる頭蓋内圧の亢進が懸念されるため、頭部を軽度挙上したセミファウラー位に保つ。血圧の低下など循環不全があれば、水平位がよいだろう。鼻腔内のカテーテルによる吸引は、カテ先が頭蓋底骨折部から頭蓋内に迷入する可能性があるため行わない。経鼻エアウエイの挿入も同様である。ガーゼタンポンなどによる詰め込みや圧迫は行わずに、滅菌ガーゼなどをあてるだけとする。嘔吐の誘発などに注意して行えば、口腔内の吸引は問題ないだろう（テキスト第8版⑤ p.47〜49）。　**3**

106 破傷風について正しいのはどれか。1つ選べ。
1．高圧酸素療法が有効である。
2．大きな開放創が原因となり易い。
3．自律神経の過緊張状態がみられる。
4．破傷風菌は特殊な環境の土壌に棲息する。
5．抗破傷風ヒト免疫グロブリンは能動免疫を与える。

[解答・解説]
　破傷風菌によってすでにつくられた外毒素が症状の主な原因であるため、菌の増殖を抑える酸素療法の効果は乏しい。破傷風は、軽微な外傷性創傷でも起こる。血圧変動、頻脈、不整脈、発汗などの自律神経の過緊張状態がみられる。破傷風菌は、普通の土壌や水中に広く常在している。抗破傷風ヒト免疫グロブリンは受動免疫を与え、破傷風トキソイドは能動免疫を与える（テキスト第8版① p.105、④ p.120）。　　　　　3

107 外傷傷病者の止血について正しいのはどれか。1つ選べ。
1．ガーゼは頻回に交換する。
2．衣服を裁断して出血部位を確認する。
3．四肢切断では間接圧迫法を第一選択とする。
4．エアターニケットで創部を直接圧迫止血する。
5．頭部からの出血持続には総頸動脈を圧迫する。

　ガーゼ交換を頻回に行うと、せっかくつくられた凝血塊を除去することになり、再出血の原因となるため適切でない。必要に応じて衣類を裁断するなどして、出血部位を正確に確認する。四肢切断であってもまずは直接圧迫止血法を第一選択とする。直接圧迫止血法では不十分であると判断された場合に限り、エアターニケットなどにより出血箇所より体幹側を圧迫する。総頸動脈を圧迫すると、脳血流を障害するため適切でない（テキスト第8版⑤ p.87～88）。　2

108 異物による完全気道閉塞で認められる所見はどれか。1つ選べ。
1．咳　嗽
2．喘　鳴
3．嗄　声
4．陥没呼吸
5．乾性ラ音

　完全気道閉塞になると、吸気努力にもかかわらず吸気が流入しない（息を吸おうとしても吸えない）ため、胸腔内に強い陰圧が生じ、肋間や鎖骨上窩などに陥凹が生じる（陥没呼吸）（テキスト第8版② p.54）。　4

109 外傷傷病者で救急車内へ収容してから行うのはどれか。1つ選べ。

1. 頸椎を保護する。
2. 血圧を測定する。
3. 皮膚の湿潤をみる。
4. 外出血を圧迫止血する。
5. 高流量の酸素を投与する。

[解答・解説]
　頸椎の保護は、現場での初期評価の取りかかりの際に行う。血圧の測定は、救急車内に収容してから詳細観察のなかで行う。皮膚の湿潤の確認と活動性の外出血に対する圧迫止血は、現場での初期評価のなかで循環の確認の際に行う。高流量の酸素の投与は、初期評価での観察の間に実施する（テキスト第8版⑤ p.35）。
　　　　　　　　　　2

110 眼瞼結膜に溢血点が出現する病態はどれか。1つ選べ。

1. 結膜炎
2. 外傷性窒息
3. 緊張性気胸
4. くも膜下出血
5. 食道静脈瘤破裂

　眼瞼結膜への溢血点は、外傷性窒息の際に生じる。外傷性窒息では、車の下敷きになったり、階段で将棋倒しになったりして胸部を強く圧迫されることで発症する。声門閉鎖の状態で胸郭に大きな外力が加わると、気道内圧、胸腔内内圧、静脈内圧が上昇する。大静脈・頸静脈系は逆流防止の弁がないため、静脈圧の上昇に毛細血管が耐えられず、顔面や上半身の毛細血管に多数の溢血斑が出現する。眼瞼結膜は、毛細血管を肉眼で観察できる場所であり、もっとも溢血斑が目立つ（テキスト第8版⑤ p.66）。
　　　　　　　　　　2

111 外傷性ショックの原因となるのはどれか。1つ選べ。

1. 肺挫傷
2. 腰髄損傷
3. 心筋挫傷
4. 頭頂骨骨折
5. 十二指腸損傷

　胸部外傷などにより心筋挫傷をきたすと、心臓のポンプ機能が低下し心原性ショックをきたす。頸髄損傷や上位胸髄損傷であれば神経原性ショックになるが腰髄損傷ではショックにまではならない。頭頂骨骨折ではショックにならない。十二指腸損傷では時間が経過すると敗血症性ショックとなる。
　　　　　　　　　　3

112 受傷後数分以内に心肺停止を来す外傷はどれか。2つ選べ。
1．心破裂
2．フレイルチェスト
3．脳幹損傷
4．骨盤骨折
5．腎破裂

[解答・解説]
　心破裂、脳幹損傷などでは、直ち（数分以内）に心肺停止をきたし得る。フレイルチェスト、骨盤骨折、腎破裂はいずれも致死的になり得るが、それのみでは直ちに心肺停止にまでは至らない。数十分から数時間以上の時間経過を要する（テキスト第8版⑤p.66）。
1、3

113 気道異物が疑われる場合の救急救命士の対応について適切なのはどれか。2つ選べ。
1．妊婦には腹部突き上げ法を行う。
2．乳児には腹部突き上げ法を行う。
3．高度肥満者には背部叩打法を行う。
4．反応がない場合には背部叩打法を行う。
5．異物が除去できなければマギール鉗子を使用する。

　妊婦や極度の肥満の傷病者には腹部突き上げ法は行わず、代わりに胸部突き上げ法を行う。乳児に対しても腹部突き上げ法は行わずに、背部叩打と胸部突き上げ法を組み合わせて行う。高度肥満者が坐位や立位を保っていれば、背部叩打法を行う。いずれにしても反応がない傷病者に対しては、胸骨圧迫を開始する。異物が除去できない場合、口腔内に異物が視認できない場合には、喉頭鏡とマギール鉗子を使用して異物除去を試みる（テキスト第8版②p.98～100）。
3、5

114 受傷後数十分から2～3時間で死亡する可能性の高いのはどれか。2つ選べ。
1．大腸損傷
2．緊張性気胸
3．腸間膜損傷
4．高位頸髄損傷
5．コンパートメント症候群

　外傷による死亡は、心・大血管損傷、脳幹損傷、高位頸髄損傷などにより即死または数分で亡くなる群（第1次ピーク）、心タンポナーデ、腹部損傷（腸間膜損傷など）による出血性ショックや頭部外傷などが原因で、およそ2～3時間で死亡する群（第2次ピーク）、敗血症、多臓器不全で数日からおよそ2～3週間で死亡する群（第3次ピーク）がある。大腸損傷では、出血性ショックとなり死亡することもあるが、腸管内容（糞便）の漏出による汎発性腹膜炎→多臓器不全となり死亡する可能性のほうが高いと考えられる。緊張性気胸による死亡は第2次ピークとなり、コンパートメント症候群での死亡は第3次ピークとなる（テキスト第7版p.786）。
2、3

115 化学薬品工場の爆発への対応で**誤っている**のはどれか。1つ選べ。
1．現場の安全確認
2．接近経路の選択
3．傷病者の汚染除去
4．二次汚染の防止対策
5．傷病者への中和剤使用

[解答・解説]
救急救助を行う者の安全確保がもっとも優先される。現場の安全確認、現場への接近経路の選択は重要度・優先度が高い。汚染した衣服の除去や、大量の水道水での有害物質の洗い流しは、搬送を行う救急隊への二次汚染の防止としても重要である。傷病者への中和剤の使用は通常行わない（テキスト第8版⑤ p.125）。
5

116 骨盤骨折に伴ってみられるのはどれか。2つ選べ。
1．徐　脈
2．血　尿
3．下肢長差
4．陰茎の持続勃起
5．下腹部の知覚異常

骨盤骨折では、後腹膜などへ大量の出血が起こり、頻脈となる。骨盤骨折に伴う膀胱、前立腺、尿道などの損傷により血尿を認める。骨盤骨折により股関節の高さがずれれば、下肢長差が生じる。会陰部の打撲などで陰茎の持続勃起が出現することがあるが、骨盤骨折に伴うものはまれである。むしろ勃起障害の原因となる。仙骨部などの骨盤損傷により下肢〜殿部、会陰部の知覚異常が出現するが、下腹部の知覚異常は生じない（テキスト第8版⑤ p.78）。
2、3

117 頸静脈怒張を認める胸部外傷はどれか。1つ選べ。
1．肺挫傷
2．大動脈損傷
3．緊張性気胸
4．外傷性窒息
5．フレイルチェスト

外傷によって頸静脈の怒張（頸静脈圧の上昇）を認めた場合、緊張性気胸か心タンポナーデを念頭におく。肺挫傷、大動脈損傷、フレイルチェストでは頸静脈は怒張しない。外傷性窒息の場合、車の下敷きなどにより胸部が圧迫されている状態では、頸静脈の怒張を認めることもあるが救出後は認めない（テキスト第8版⑤ p.26〜27）。
3

118　軽度の頭部外傷が重症化する危険因子として重要なのはどれか。1つ選べ。
 1．妊婦である。
 2．嘔吐が見られる。
 3．ワルファリンを服用している。
 4．受傷前後の事を憶えていない。
 5．受傷直後に一過性に意識を消失した。

[解答・解説]
ワルファリンやアスピリンなど、血液の止血や凝固を抑制する薬剤の服用があると、頭部外傷が重症化することがある。頭蓋内での出血が止まりにくくなるからである。嘔吐、健忘（受傷前後のことを覚えていない）、受傷直後の一過性の意識の消失は、出血などの頭蓋内損傷の症状であり、存在を疑う所見の1つである。これらが原因で、出血などが増えるわけではない（テキスト第8版⑤p.49）。　3

119　事故現場の対応で適切なのはどれか。1つ選べ。
 1．初期評価で異常がみられたら応援隊を要請する。
 2．事故の発生状況から受傷部位を予測してはならない。
 3．救出に時間がかかると予測されたので医師を要請する。
 4．交通事故では警察官の現場検証が済んでから搬送する。
 5．ロードアンドゴーと判断した場合には現場で詳細観察を行う。

初期評価で異常を認めたら、ロードアンドゴーの適応と判断する。状況評価やその後の活動を通じて、複数の傷病者の存在、救助の必要性、交通や衆人の整理などにより応援が必要と判断すれば、その要請を行う。事故の発生状況（受傷機転）から受傷部位の予測を行うことは、より正確な傷病者の評価につながる。救出に時間がかかると予測されれば、地域の事情によっては医師を要請することも1つの選択となる。警察官の現場検証を優先してもよい状況もあるが、外傷がある可能性が高ければ、現場検証より現場処置、救急搬送を優先する。ロードアンドゴーと判断すれば、現場での観察、処置は、必要最低限のものにとどめる。詳細観察は必要ない（テキスト第8版⑤p.31）。　3

120　墜落外傷で下肢から着地した場合に損傷されやすい臓器はどれか。1つ選べ。
 1．小　腸
 2．大　腸
 3．膵　臓
 4．腎　臓
 5．膀　胱

墜落外傷で損傷を受けやすい腹部臓器は、肝臓、腎臓、脾臓などである。いずれも、血流豊富な実質臓器で重い。臓器が支持靱帯で固定されている部分で損傷をきたしやすい（テキスト第8版⑤p.75）。　4

121 縊頸か絞頸かを判断するうえで有用な所見はどれか。1つ選べ。
1．チアノーゼ
2．顔面の浮腫
3．索状痕の性状
4．索状物の種類
5．眼瞼結膜の点状出血

[解答・解説]
　縊頸は、自殺の手段の1つである、いわゆる「首吊り」によって起こる状態である。絞頸は、他殺などで、頸を紐などで締めることで生じる状態である。縊頸では、索状痕は前頸部を最下部として、左右側頸部を後上方向に斜走する。絞頸では、頸部をほぼ水平方向に走る（テキスト第8版⑤ p.135～136参照）。そのため、索状痕の性状は、縊頸か絞頸かの区別に有用な所見となる。チアノーゼは、共に出現する。縊頸、とくに定型的縊頸では顔面のうっ血はなく（非定型縊頸ではうっ血があることが多い）、絞頸では、索状痕より上部は高度にうっ血する。そのため、顔面の浮腫が縊頸か絞頸かの区別の一助にはなる。眼瞼結膜の点状出血は、定型的縊頸ではないことが多く（非定型的縊頸では認めることが多い）、絞頸ではあることが多いため、眼瞼結膜の点状出血も、縊頸か絞頸かの区別の一助となる。紐や縄といった索状物の種類では縊頸、絞頸の区分はできない（テキスト第8版⑤ p.135～136）。
3

122 救急現場において重症と判断される熱傷はどれか。2つ選べ。
1．左手のⅢ度熱傷
2．左下腿のⅡ度熱傷
3．右前腕の化学熱傷
4．背部の3％Ⅲ度熱傷
5．前胸部の9％Ⅱ度熱傷

　顔面、手、足のⅢ度熱傷は、重症と判断する。左下腿のⅡ度熱傷は全体でも最大9％であり、それだけでは重症とはいえない。化学熱傷は重症と判断する場合が多い。背部の3％Ⅲ度熱傷ではそれだけでは重症とはいえない。前胸部の9％Ⅱ度熱傷もそれだけでは重症とはいえない（テキスト第8版⑤ p.116～119）。
1、3

123 急性中毒傷病者の現場観察と中毒物質の組合せで正しいのはどれか。1つ選べ。
  1．縮　瞳—————————覚醒剤
  2．頻　脈—————————有機リン
  3．過呼吸—————————アスピリン
  4．ニンニク臭————————塩素ガス
  5．心電図QRS幅縮小————抗うつ薬

[解答・解説]
　縮瞳は、有機リン中毒、サリン中毒などで起こり、覚醒剤中毒では散瞳する。有機リン中毒では、副交感神経刺激作用が強ければ徐脈となるが、交換刺激作用が強ければ、頻脈となる。アスピリン中毒の代表的な三徴候は、過換気、耳鳴り、嘔吐である。ニンニク臭は、有機リンやヒ素などで認めることがある。塩素ガスは、刺激臭をもつ。三環系・四環系抗うつ薬では、心電図上、QRS幅の拡大やQTc間隔の延長、心室性不整脈を認める場合がある（テキスト第8版⑤ p.150〜151）。　　3

124 酸素欠乏症で初期に**みられない**症状はどれか。1つ選べ。
  1．頭　痛
  2．悪　心
  3．徐　脈
  4．頻呼吸
  5．集中力低下

　酸素欠乏症では、酸素濃度が15％程度で、頭痛、悪心、頻呼吸、集中力低下が出現し、10％を切ると意識が混濁し、昏睡、心停止に至る。徐脈にはならず、頻脈になる（テキスト第8版⑤ p.180）。　　3

125 急性高山病の症状で最も頻度の高いはどれか。1つ選べ。
  1．頭　痛
  2．倦怠感
  3．めまい
  4．睡眠障害
  5．食思不振

　急性高山病では、頭痛、倦怠感、めまい、睡眠障害、食思不振のいずれも認めるが、もっとも頻度が高いのは頭痛である。急性高山病のうち、重症化したものが、高地脳浮腫と高地肺水腫である（テキスト第8版⑤ p.175）。　　1

126 中毒物質とその分類の組合せで正しいのはどれか。1つ選べ。

1．シアン―――――――――塗装剤
2．アスピリン―――――――鎮痛解熱薬
3．イブプロフェン―――――睡眠薬
4．グルホシネート―――――殺虫剤
5．アセトアミノフェン―――覚醒剤

[解答・解説]
　シアンは、メッキや冶金などで用いられる。また火災などで樹脂などが燃えるとシアン化水素ガスが発生する。アスピリンは鎮痛・解熱薬として使用される。イブプロフェンは、非ステロイド系の消炎鎮痛薬である。グルホシネートは、除草剤であり、自殺企図で服毒される。遅発性の中枢神経障害に注意を要する。アセトアミノフェンは、鎮痛・解熱薬であり、総合感冒薬などに含まれる。3～5日で肝不全に至る場合があり注意を要する（テキスト第8版⑤ p.150）。

2

127 中毒ガスのうち空気より重いのはどれか。2つ選べ。

1．メタン
2．一酸化炭素
3．二酸化炭素
4．シアン化水素
5．クロルピクリン

　メタンは、無色、無臭の気体で空気より軽い。天然ガスなどに含まれる。一酸化炭素は、無色、無臭の気体であり、空気より軽い。ストーブなどの不完全燃焼で発生する。二酸化炭素は空気より重い。3％を超えると、害となり得る。シアン化水素は、無色または薄青色の気体または液体であり、アーモンド臭がする。空気よりわずかに軽い。殺虫剤や化学兵器として使用された。火災などでも発生し、急性中毒を引き起こす。クロルピクリンは、無色の液体で、蒸気は空気より重い。農薬の一種として、殺菌、殺虫剤として使用される。以前は、毒ガス兵器として使用された（テキスト第8版⑤ p.152）。

3、5

34 (追加)　午後

◎指示があるまで開かないこと。

（平成23年9月4日　13時50分～16時10分）

注 意 事 項

1．試験問題の数は73問で解答時間は正味2時間20分である。
2．解答方法は次のとおりである。
 (1) 各問題には1から5までの5つの答えがあるので、そのうち質問に適した答えを（例1）では1つ、（例2）では2つ選び答案用紙に記入すること。

　　（例1）　**101**　県庁所在地はどれか。1つ選べ。
　　　　1．栃木市
　　　　2．川崎市
　　　　3．広島市
　　　　4．倉敷市
　　　　5．別府市

　　（例2）　**102**　県庁所在地はどれか。2つ選べ。
　　　　1．仙台市
　　　　2．川崎市
　　　　3．広島市
　　　　4．倉敷市
　　　　5．別府市

（例1）の正解は「3」であるから答案用紙の ③ をマークすればよい。

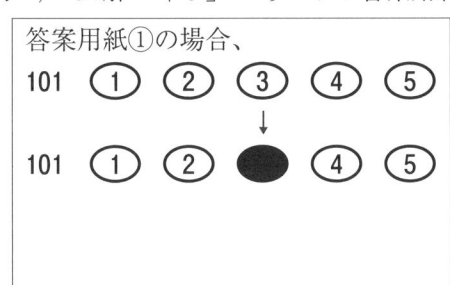

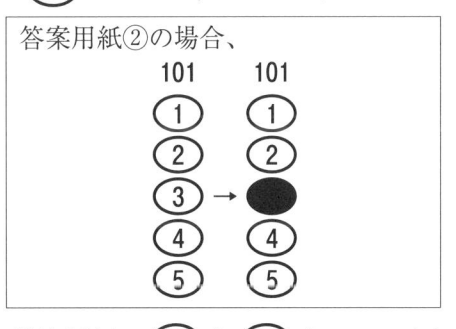

（例2）の正解は「1」と「3」であるから答案用紙の ① と ③ をマークすればよい。

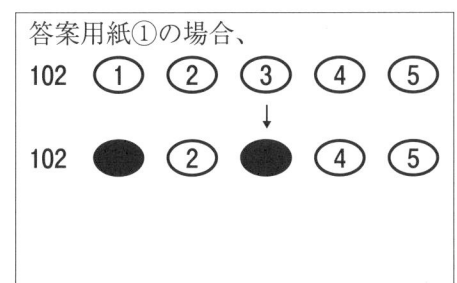

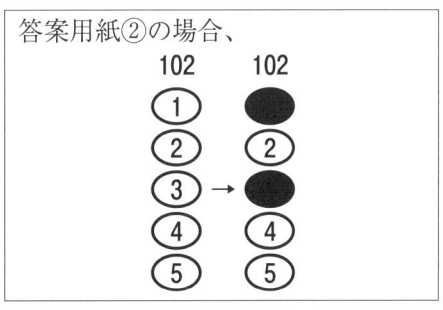

 (2) ア．（例1）の質問には2つ以上解答した場合は誤りとする。
　　 イ．（例2）の質問には1つ又は3つ以上解答した場合は誤りとする。

B

1 頻回の嘔吐により大量に失われる電解質はどれか。1つ選べ。
 1．リン
 2．クロール
 3．カリウム
 4．カルシウム
 5．マグネシウム

[解答・解説]
　嘔吐を頻回に繰り返すと胃液が失われる。胃酸の成分は塩酸（HCl）である。このクロールイオンを喪失する。なお、頻回の嘔吐や下痢、腸瘻からの消化液喪失により、低カリウム血症をきたし得る。慢性的な下痢あるいは腸管からのリン吸収不良で低リン血症に陥ることがある。低マグネシウム血症は摂取不足や腎からの喪失、低カルシウム血症は摂取不足や吸収障害によるものが多い（テキスト第8版① p. 83、① p. 147）。　**2**

2 人体の部位を特定する体表の線で正しいのはどれか。1つ選べ。
 1．乳頭線は両乳頭を結ぶ横の線である。
 2．中腋窩線は両腋窩を結ぶ横の線である。
 3．胸骨中線は胸骨の中央を通る縦の線である。
 4．ヤコビー線は上前腸骨棘を通る縦の線である。
 5．鎖骨中線は両鎖骨の中央を結ぶ横の線である。

　乳頭線は乳頭を通る縦の線である。女性では乳房があるためにあまり用いられない。中腋窩線は、上肢を上に挙げたときの側胸部の体表において、腋窩の中央を通る縦の線である。前の前腋窩線、後ろの後腋窩線と平行である。ヤコビー線は背部から見て、両上前腸骨棘を結ぶ横の線である。鎖骨中線は鎖骨の中央を通る縦の線である（テキスト第8版① p. 15～16）。　**3**

3 最も遅く現れる死体現象はどれか。1つ選べ。
 1．死斑
 2．角膜混濁
 3．自家融解
 4．死後硬直
 5．体温低下

　死体現象は、心停止後に身体に現れる変化を総称したものである。死斑、死後硬直は心停止後30分～2時間で現れ始める。体温低下は、環境温によるが、心停止後10時間までは1時間に約1℃ずつ低下し、その後0.5℃ずつ低下する。角膜は閉眼していても、心停止後数時間～12時間で乾燥し、徐々に混濁が始まる。以上の心停止後まもなく現れる早期死体現象に対して、自家融解、腐敗、ミイラ化、死ろう化、白骨化などしばらくたってから現れる晩期死体現象がある（テキスト第8版① p. 172～174）。　**3**

4 近年著しい増加傾向にある死因はどれか。1つ選べ。
1．肺　炎
2．結　核
3．悪性新生物
4．脳血管疾患
5．不慮の事故

[解答・解説]
　厚生労働省「人口動態統計」によると、悪性新生物による死亡率が著しく増加しており、人口10万に対し280に達しようとしている（平成22年）。ほかには、心疾患、肺炎が増加し、脳血管疾患は相対的に減少してきている。不慮の事故は横ばいで、自殺はなかなか減少しないことが社会問題化している。結核はかなり減少してきている（テキスト第8版① p.180～183）。　　3

5 平均在院日数が最も長い病床種別はどれか。1つ選べ。
1．一般病床
2．結核病床
3．精神病床
4．療養病床
5．感染症病床

　平均在院日数は、精神疾患を有するものを入院させるための精神病床がもっとも長く、主として長期にわたり療養を必要とする患者を入院させるための療養病床がこれに続く。感染症法に定める感染症の患者を入院させる病床が感染症病床である。地域の病床数は、医療法に基づく医療計画により規制されている（テキスト第8版① p.207、テキスト第7版 p.182　表Ⅱ-3-6）。　　3

6 徐脈が観察されるのはどれか。1つ選べ。
1．貧　血
2．脱　水
3．過換気症候群
4．甲状腺機能亢進症
5．アダムス・ストークス症候群

　脱水、過換気症候群、甲状腺機能亢進症では頻脈を認めることがあり、しばしば動悸を訴える。貧血ではヘモグロビン濃度が低いため、酸素運搬が減少することから心拍数が増加したり、息切れを生じたりする。高度の房室ブロックでは、40/分以下の徐脈とともに意識消失発作（失神）や痙攣を起こすことがあり、アダムス-ストークス症候群と呼ばれる（テキスト第8版③ p.125～126、③ p.178）。　　5

7　乳酸リンゲル液の電解質組成に最も近いのはどれか。1つ選べ。
　　1．汗
　　2．尿
　　3．胃　液
　　4．髄　液
　　5．細胞外液

[解答・解説]
　乳酸リンゲル液はもともと細胞外液に近い電解質組成を目指して作られた製剤であり、細胞外液補充液と呼ばれる。髄液は正常でクロールが120〜130mEqと若干高い。汗、尿は体内の水、電解質の状態に応じて恒常性を維持するべく組成が調整されているので、電解質組成は一定していない。胃液の成分は塩酸である（テキスト第8版③ p.35）。
5

8　救急救命処置録について正しいのはどれか。1つ選べ。
　　1．罰則規定はない。
　　2．搬送先の病院が保管する。
　　3．記載内容の守秘義務がある。
　　4．医師法により規定されている。
　　5．7年間の保管が義務付けられている。

　救急救命処置録は救急救命士法により規定されており、救急隊が行った一連の救命活動を記録するためのもので、検証の資料となるほか裁判資料として使われる場合もある。虚偽の記載についてなどに罰則が規定されている。処置録は5年間の保管が義務づけられているが、保管場所は病院とは規定されていない（テキスト第8版② p.30〜37）。
3

9　フレイルチェストの現場処置で正しいのはどれか。1つ選べ。
　　1．気管挿管
　　2．胸壁固定
　　3．ショック体位
　　4．三辺テーピング
　　5．低流量の酸素投与

　フレイルチェストでは、連続する複数の肋骨がそれぞれ2カ所以上分節骨折を起こすことにより、胸壁の一部が呼吸による胸腔内圧の変化を支持できなくなり、吸気時に陥没し、呼気時に膨隆する、奇異性呼吸状態を呈する。この奇異性呼吸を呈する部分に対し、タオルや厚手のガーゼを当ててテープで固定することにより、胸郭の異常運動を抑制する。気管挿管による内固定は医療機関において実施される（テキスト第8版⑤ p.65〜70）。
2

10 気管挿管の手技について正しいのはどれか。1つ選べ。
1．肩の下に枕を入れる。
2．喉頭展開は回転力を利用する。
3．クロスフィンガー法で開口する。
4．喉頭鏡のハンドルの上部を持つ。
5．喉頭鏡のブレードを舌の中央に当てる。

[解答・解説]
気管挿管ではスニッフィングポジションをとることが望ましいため、頭の下に枕を入れる。喉頭展開においては回転力を利用せず、歯牙に力がかからないように十分に留意する。喉頭鏡はハンドルの根元を持つほうが力が入りやすい。喉頭鏡のブレードは舌の右のほうに当て、舌を右から左へ圧排するようにする(テキスト第8版② p. 105～115)。
3

11 パルスオキシメータで血中酸素飽和度を正しく測定できるのはどれか。1つ選べ。
1．痙　攣
2．高血圧症
3．心肺停止
4．末梢循環不全
5．マニキュア使用

パルスオキシメータは血中酸素飽和度を指など末梢で測定するものであるため、末梢の循環が十分に保たれていない場合、測定が正確にできないことがある。マニキュア使用やつけ爪、皮膚の色素沈着がある場合にも正確な測定ができない。痙攣では安静が保たれず不正確となることがある。このほか一酸化炭素中毒やメトヘモグロビン血症では異常ヘモグロビンが増加しており正確な測定ができないことに留意するべきである（テキスト第8版② p. 87～88)。
2

12 片肺気管挿管の検出に最も有用なのはどれか。1つ選べ。
1．呼吸音の聴診
2．カプノメータ
3．チューブ挿入の深さ
4．エアウエイチェッカー
5．呼気二酸化炭素検出器

カプノメータ、エアウエイチェッカー™、呼気二酸化炭素検知器は、食道挿管になっているか、気管挿管ができているか、の判別には有用であるが、気管挿管の状態のうち、片肺挿管になっているかどうか、は検出できない。とくに病院前では片肺挿管の検出には呼吸音の聴診による、左右差のチェックが有用である。チューブ挿入の深さでは、片肺挿管かどうかはおろか、食道挿管か気管挿管かの判別もできない（テキスト第8版② p. 116～117)。
1

13 災害現場のトリアージ（START法）で赤タッグと判断されるのはどれか。1つ選べ。
1．歩行可能
2．心肺停止
3．呼吸数28/分
4．意識レベルJCS 1
5．爪床圧迫テスト3秒

[解答・解説]
START法では呼吸があるか・呼吸数30回以下か（呼吸）、爪床圧迫テストで2秒以下か（循環）、簡単な命令に応えるか（意識）、歩行できるか、の順でトリアージを行っていく。歩行可能な場合、緑タッグとなる。心肺停止は黒タッグとなる。呼吸数28/分では爪床圧迫テストへ進むが、この情報だけでは赤タッグと判定できない。意識レベルJCS 1は歩ければ緑タッグ、無理なら黄タッグとなる（テキスト第8版② p. 48〜49）。 **5**

14 市民が行う除細動について正しいのはどれか。1つ選べ。
1．法的責務を伴う。
2．8歳以下は対象外である。
3．講習による認定資格が必要である。
4．出力エネルギーを調整する必要がある。
5．除細動開始までの時間の短縮に有用である。

平成21年現在で、救急隊が出動から現場に到着するまでに全国平均で7.9分を要していることから、心肺停止の目撃者であるバイスタンダーCPRとPAD（市民による除細動）が重要である。市民が行う除細動にはAEDを使用するため出力エネルギーの調整は不要である。業として行わない場合は認定資格を要さず、法的責任は伴わない（テキスト第8版② p. 19、③ p. 70）。 **5**

15 後天性免疫不全症候群〈AIDS〉について正しいのはどれか。1つ選べ。
1．接触感染する。
2．B型肝炎より感染しやすい。
3．アルコール消毒は有効である。
4．インターフェロンが有効である。
5．感染してから発症までの期間は平均1年である。

AIDSは血液や体液を介して感染するが感染性はそれほど強くない。HIV陽性の血液で手指などが汚染された場合は流水でよく洗浄し、エタノール、サラヤ塩化ベンザルコニウム、ポビドンヨードなどで消毒する。感染から発症までの期間は10年以上である。インターフェロンはC型肝炎が発症した場合の治療に使用される（テキスト第8版④ p. 85、④ p. 204）。 **3**

16 そばアレルギーによるショックに対して有効な薬剤はどれか。1つ選べ。
1．アトロピン
2．リドカイン
3．バソプレシン
4．アドレナリン
5．ノルアドレナリン

[解答・解説]
　そばなどの食物アレルギーは4つのアレルギーの病型のうちの即時型アレルギーである。アナフィラキシーショックに対して有効な薬剤はアドレナリンである。血液分布異常性ショックをきたす素因のある人は、あらかじめ処方されたアドレナリンの自己注射器（エピペン®）を持っている場合があり、救急救命士には、これを用いて注射することが認められている（テキスト第8版① p.105、③ p.70）。
4

17 アナフィラキシーショックにみられるのはどれか。1つ選べ。
1．多　尿
2．徐　脈
3．気道狭窄
4．皮膚蒼白
5．頸静脈怒張

　アナフィラキシーショックは血液分布異常性ショックの1つで、くしゃみ、悪心、腹痛、蕁麻疹、循環不全（血圧低下）、気道狭窄などがみられる。血管の拡張により血管抵抗が減弱し、血圧低下をきたす。したがって皮膚は紅潮するが尿量は減少し、頻脈となる。頸静脈怒張は心不全、心タンポナーデ、緊張性気胸など、右心負荷の状態や心拡張障害、胸腔内圧上昇で認められる（テキスト第8版③ p.20）。
3

18 脳血流の完全停止後、脳組織の残存酸素が涸渇する時間はどれか。1つ選べ。
1．約1秒
2．約10秒
3．約1分
4．約5分
5．約10分

　脳血流が停止した場合、脳では組織の残存酸素が約10秒で消費される。これによりまず意識消失をきたし、続いて呼吸中枢の機能停止が起こる。心停止からCPR開始までの時間、初回電気ショックまでの時間、心拍再開までの時間が短いほど転帰が改善するゆえんである。CPRの質も院外心停止の転帰に大きくかかわる（テキスト第8版③ p.59）。
2

19　幻覚を伴う意識障害の原因となるのはどれか。1つ選べ。
　　1．糖尿病
　　2．脳膿瘍
　　3．覚醒剤中毒
　　4．過換気症候群
　　5．アダムス・ストークス症候群

[解答・解説]
　覚醒剤による急性中毒では、中枢神経系の興奮作用（気分高揚、多幸感、多弁・多動、興奮、イライラ、不安、不穏、錯乱、幻覚・妄想、痙攣発作、昏睡など）と交感神経刺激作用（散瞳、発汗、口渇、振戦、頻脈、高血圧、高熱など）がみられ、重篤例では高体温、痙攣発作、意識障害、ショック、不整脈などがみられ、突然死することもある（テキスト第8版⑤p.156～157）。
3

20　小児の気管支喘息にみられる症状はどれか。1つ選べ。
　　1．痙　攣
　　2．眼瞼浮腫
　　3．陥没呼吸
　　4．犬吠様咳嗽
　　5．吸気性喘鳴

　午後B第20問については、正解した受験者については採点対象に含め、不正解の受験者については、採点対象から除外する扱いがとられた。（理由：問題としては適切であるが、必修問題としては妥当でないため。）

　小児の気管支喘息では気管支粘膜の浮腫と気管支平滑筋の収縮による気道狭窄がみられる。呼気性呼吸困難（呼気の延長）が起こる。粘膜上皮からは分泌物の産生が増加し、喘鳴、咳嗽の出現が主症状となる。犬吠様咳嗽はクループ症候群、急性喉頭蓋炎に特徴的で重要なサインである。陥没呼吸は上気道閉塞で認められる（テキスト第8版④p.136）。
3

21　加齢に伴ってみられる身体機能の変化はどれか。1つ選べ。
　　1．疼痛閾値の低下
　　2．薬剤代謝の亢進
　　3．低音域聴力の低下
　　4．動脈血酸素分圧の低下
　　5．ストレスに対する心拍数の増加

　高齢者ではカテコラミンに対する反応性が低下するため、ストレス時の心拍増加や心筋の収縮力増加の反応が悪くなり心不全になりやすい。高音域からはじまる聴力の低下が特徴的である。疼痛に対する閾値は上昇し、痛みなど症状の訴えが乏しくなるため、時に症状が進行していたり、典型症状が現れなかったりする。薬剤代謝は低下する（テキスト第8版④p.147～149）。
4

22 意識清明期の存在が特徴的な頭部外傷はどれか。1つ選べ。
1．脳挫傷
2．脳震盪
3．くも膜下出血
4．急性硬膜外血腫
5．びまん性軸索損傷

[解答・解説]
　急性硬膜外血腫では受傷直後は意識障害がない、あるいは受傷後一過性の意識障害があってもまもなく回復している意識清明期がある経過が特徴的である。その後、意識障害をきたす。一方、硬膜とくも膜の間に生じる硬膜下血腫では、脳表面の動静脈から出血し、脳挫傷を伴うことが多く、予後は硬膜外血腫と比較すると不良である（テキスト第8版⑤p.44〜45）。　　**4**

23 顔面外傷傷病者への対応で正しいのはどれか。1つ選べ。
1．創部の洗浄
2．眼球損傷部の圧迫
3．経鼻エアウエイ挿入
4．頸椎カラーによる固定
5．外出血の間接圧迫止血

　外傷の傷病者に対しては全脊柱固定に頸椎カラーを用いることを原則としているが、とくに顔面外傷、頭部外傷では頸椎損傷を合併している可能性が高いと考えられるため重要である。顔面外傷では頸椎カラーにより気道確保が困難になる場合には、用手的に頸椎保護を行いながら気道を確保する。眼球損傷部の圧迫、経鼻エアウエイはいずれも損傷を大きくする可能性がある。外出血は直接圧迫止血を行う（テキスト第8版⑤p.56）。　　**4**

C

1　73歳の女性。10年前に心筋梗塞の既往がある。夕方より呼吸困難が出現し、家族が救急要請した。

　救急隊到着時観察所見：意識JCS 1。呼吸数28/分。起坐呼吸。脈拍128/分、整。血圧72/58mmHg。体温36.2℃。SpO_2値86%。胸痛は訴えない。

　この傷病者で観察される皮膚所見はどれか。1つ選べ。

　1．冷　感
　2．黄　疸
　3．乾燥皮膚
　4．皮下出血
　5．皮膚緊張低下

[解答・解説]
　病態は心筋梗塞後の心機能低下に伴う心不全（テキスト第8版③p.18、③p.25）。心筋梗塞の既往、呼吸困難、血圧低下、頻脈がキーワードとなる。
　10年前の心筋梗塞の既往、呼吸困難（SpO_2=86%）、血圧72/58、心拍数128/分より左心機能低下が疑われる。皮膚所見は末梢循環が低下している心原性ショックが考えられ、末梢は冷たくなっていることが予想される。よって正解は1.となる。皮膚乾燥は循環血液量低下が考えられるが、本例にはそれを疑わせる所見はない。黄疸は肝機能低下を疑わせる所見であり、右心機能低下が考えられるが所見と合わない。また、皮下出血は出血傾向があり本例では考えられない。皮膚緊張低下は、脱水などが考えられるが本例では体内の水分は多くなっていると考えられる。　　　　　1

2　25歳の男性。昨日から頭痛があり、意識が低下してきたため家族が救急要請した。

　救急隊到着時観察所見：意識JCS10。呼吸数20/分。脈拍96/分、整。血圧128/78mmHg。体温38.1℃。SpO_2値96%。項部硬直がみられるが四肢の動きに左右差はない。

　この傷病者で陽性に出る徴候はどれか。1つ選べ。

　1．バレー徴候
　2．ケルニッヒ徴候
　3．クッシング徴候
　4．バビンスキー反射
　5．ドロッピングテスト

　病態は中枢神経系の感染症（髄膜炎疑い、テキスト第8版③p.100、④p.15）。頭痛、意識レベル低下（JCS10）、熱発、項部硬直がキーワードとなる。
　頭痛、意識レベル低下（JCS10）、熱発、項部硬直より髄膜炎が疑われる。髄膜炎にみられる神経学的所見はどれかを選ぶ。
　参考としてテキスト第8版での各徴候の記載ページをあげる。バレー徴候（脳梗塞時にみられる、第8版②p.62、③p.142）、クッシング徴候（第8版③p.100）、バビンスキー反射（第8版②p.63）、ドロッピングテスト（第8版②p.63）。　2

3　67歳の男性。糖尿病の既往がある。3日前より風邪症状があり、強い口渇を訴えていた。本日、すぐに眠り込む状態となり家族が救急要請した。

　救急隊到着時観察所見：意識 JCS20。脈拍84/分、整。血圧148/88mmHg。体温36.8℃。SpO$_2$値96％。

　この傷病者でみられる呼吸様式はどれか。1つ選べ。
　1．失調性呼吸
　2．ビオー呼吸
　3．中枢性過換気
　4．クスマウル呼吸
　5．チェーン・ストークス呼吸

[解答・解説]
　病態はケトン性アシドーシス。糖尿病、かぜの既往、口渇がキーワードとなる。
　本例は糖尿病の患者がかぜをきっかけにして、ケトン性アシドーシスになったと考えられる。ケトン性アシドーシスの場合の呼吸はどのような呼吸パターンかを問うているので、解答はクスマウル呼吸となる。
　呼吸パターンはよく出題されるので、テキスト第8版②p.54　図8-3は確実に理解する必要がある。　　　　4

4　40歳の男性。バイク走行中に乗用車と衝突し受傷した。

　救急隊到着時観察所見：意識 JCS3。呼吸数24/分。脈拍96/分、整。血圧96/62mmHg。両下肢は動いているが両上肢の動きが悪い。

　この傷病者に対して最も有用な固定器具はどれか。1つ選べ。
　1．砂のう
　2．頸椎カラー
　3．マジックギプス
　4．ショックパンツ
　5．KED〈ケンドリック式救出器材〉

　病態は頸椎損傷（テキスト第8版⑤p.53）。バイク事故、両上肢の軽度麻痺がキーワードとなる。
　本例はバイク事故に伴う、頸椎の損傷である。両上肢の麻痺が認められるため、現場活動としては最初に頸椎の固定が行われるべきである。よって、頸椎カラーが解答になる（第8版②p.156〜157　表12-15）。　2

5 80歳の男性。脳卒中後遺症で寝たきりであった。自宅で食事中に反応がなくなり、妻が救急要請した。

　救急隊到着時観察所見：意識JCS300。呼吸はなく脈拍を触れず、心肺蘇生を開始した。バッグ・バルブ・マスクで換気は良好である。

　心電図（別冊No.1）を別に示す。

　まず行うべき対応はどれか。1つ選べ。

1．電気的除細動
2．腹部突き上げ法
3．医師への指示要請
4．特定行為実施の説明
5．喉頭鏡による異物確認

```
別　冊
No. 1　図
```

[解答・解説]
　病態はpulseless VT（テキスト第8版③ p.68）。JCS300、脈拍はなし、VTがキーワードとなる。
　本例は意識がなくなった傷病者で、心電図をモニターしたときにVTがみられたものである。これは脈がないVTなので除細動の適応であり、すぐに行わなければならない。ほかの行為はまず行う行為としては適切ではない。　　　　　　　1

6 67歳の男性、右利き。高脂血症と高血圧の既往がある。夕刻突然意識を喪失して倒れたため家族が救急要請した。

　救急隊到着時観察所見：意識JCS1。脈拍88/分、不整。左半身の麻痺を認める。観察される所見はどれか。1つ選べ。

1．失　語
2．血圧低下
3．瞳孔不同
4．左方に向かう共同偏視
5．バビンスキー反射陽性

　病態は脳虚血（脳血栓）（テキスト第8版④ p.12）。突然の意識障害、左半身麻痺、不整脈がキーワードとなる。
　これは脳血栓症による左半身麻痺である。錐体路が障害されていると考えられるので、この障害ではバビンスキー反射（第8版② p.63）が陽性となる可能性が高い。失語に関しては、言語中枢に限局するのでこの運動野を中心とした障害とは重なりにくい。また、血圧低下はどちらかというと高めになる傾向と考えられる。瞳孔不同は脳圧が亢進して中脳が押し出されると動眼神経が押されて機能しなくなるが、本例ではまだクッシング徴候までに至っていないと考えられる。共同偏視は被殻出血でみられるが、左半身麻痺なので右方向への共同偏視が妥当である（第8版④ p.11）。　5

7　58歳の男性。酒に酔って階段から転落し、動けなくなったと家族が救急要請した。

救急隊到着時観察所見：意識 JCS 1。呼吸数20/分。脈拍48/分。収縮期血圧90/60mmHg。両手、両足がしびれて動かないと言っている。

この傷病者の損傷部位で考えられるのはどれか。1つ選べ。

1．頭　部
2．頸　部
3．胸　部
4．腹　部
5．骨盤部

[解答・解説]
　病態は頸部損傷（テキスト第8版 ⑤ p.53、③ p.142、③ p.144）。転落外傷、両手、両足の麻痺がキーワードとなる。
　外傷による四肢麻痺である。四肢麻痺を起こす部位はどこかということになるが、頭部では両側に麻痺が起こることは少ない。胸部、腹部、骨盤部では四肢麻痺にはならず、上肢は麻痺にはならない。
　　　　　　　　　2

D

1　80歳の女性。慢性閉塞性肺疾患の既往がある。昨日から微熱があり夜明け前から呼吸苦が増悪したため救急要請した。

救急隊到着時観察所見：意識清明。呼吸数28/分。脈拍100/分、整。血圧170/90mmHg。体温38℃。フェイスマスクで酸素2ℓ/分を投与しSpO_2値92%である。搬送開始時に傷病者は、突然の咳とともに左側の胸痛を訴え呼吸困難が増悪した。SpO_2値は86%に低下した。

この病態でみられるのはどれか。1つ選べ。

1．心音の減弱
2．心雑音の聴取
3．吸気性の喘鳴
4．呼吸音の左右差
5．乾性ラ音の聴取

[解答・解説]
　病態は気胸（テキスト第8版②p.118）。突然の胸痛、呼吸困難がキーワードとなる。
　本例は慢性閉塞性肺疾患がベースにある80歳女性が増悪して、突然の咳により引き起こされた気胸が考えられる。気胸の所見ともっとも合致するのは呼吸音の左右差で解答は4.になる。心音の減弱は緊張性気胸になった場合は考慮できないこともないが、時間経過と症状からは否定的である。ほかの呼吸音の性状に関しては基本的には健側（気胸になっていない側）では慢性閉塞性の呼気終末時にみられる喘息様のラ音は聴取される可能性はある。しかし、吸気性の喘鳴、乾性のラ音は考えにくい。また、心雑音も心原性の肺水腫ではないので考慮できない。
　　　　　　　　　　　　　4

2　82歳の男性。うどんを食べていて急にむせこみ顔色が悪くなったため、施設の職員が救急要請した。

救急隊到着時観察所見：意識JCS100。呼吸数6/分。脈拍104/分、不整。血圧84/62mmHg。体温36.4℃。SpO_2値88%。

この傷病者の呼吸管理に用いる器具として適切なのはどれか。1つ選べ。

1．鼻カニューレ
2．気管内チューブ
3．フェイスマスク
4．バッグ・バルブ・マスク
5．リザーバ付きフェイスマスク

　病態は窒息（テキスト第8版②p.118）。食事中の急なむせ込み、SpO_2=88%がキーワードとなる。
　本例は急な食事中のむせ込みの後、意識障害が起こった窒息の症例である。意識レベル100でSpO_2=88%なので酸素を投与する方法を考えさせている問題である。心肺停止ではないので気管内チューブはまず不可能である。また、この状態では自発呼吸に頼った管理で酸素化が図れるとは考えにくいので、バッグ・マスク換気がもっとも考えられる。しかし、バッグ・マスクでは異物を気管内に押し込むなどの危険性があるので、迷う受験者もいたかもしれない。しかし、この低酸素を遷延化させるよりバッグ・マスクがより有効だと考えられ、解答を4.にするのが妥当だと考えられる。4

3 65歳の男性。運転中に胸痛を自覚し、自分で救急要請した。

救急隊到着時観察所見：意識 JCS100。呼吸数28/分。脈拍120/分。血圧92/56mmHg。体温36.2℃。SpO₂値90％。この時の心電図（別冊 No. 2）を別に示す。

この傷病者に行う処置として適切なのはどれか。2つ選べ。
1．ショック体位をとる。
2．除細動パッドを貼る。
3．乳酸リンゲル液で静脈路を確保する。
4．バッグ・バルブ・マスクによる人工呼吸を行う。
5．リザーバ付きフェイスマスクによる酸素投与を行う。

別　冊
No. 2　図

[解答・解説]
病態は胸痛（急性冠症候群、テキスト第8版④ p. 39）。運転中の胸痛、心電図における虚血性変化（ST上昇）がキーワードとなる。

突然の胸痛で意識レベルが低下している例である。心電図より虚血性の変化があり、今後致死性の不整脈へ移行する可能性が高いことが推察される。よって、除細動パッドを装着する。また、本例はショックにはなっておらず（血圧92/56mmHg）、また心肺停止または呼吸停止の状態でもないため静脈路確保はできない。酸素投与に関しては意識レベルが100であるが、呼吸数は28回であり現時点では気道確保さえしておけば、リザーバ付きフェイスマスクで酸素投与が妥当である。　**2、5**

4 80歳の男性。3日前から発熱があり、本日より歩けなくなったとのことで家族が救急要請した。

救急隊到着時観察所見：意識JCS 1。呼吸数28/分。脈拍112/分。血圧150/80mmHg。体温38.3℃。SpO_2値90％。ベッド上で半坐位で胸郭はビヤ樽状である。呼吸音は全体に減弱して右側で湿性ラ音が聴取される。

正しい処置はどれか。1つ選べ。

1．スクイジングを行う。
2．右側臥位にして搬送する。
3．経鼻エアウエイを挿入する。
4．リザーバマスクで酸素投与する。
5．バッグ・バルブ・マスクを準備する。

［解答・解説］
病態はCOPD（テキスト第8版③p. 174、④p. 24、④p. 155）の急性増悪。3日前からの発熱、ビヤ樽状胸郭、湿性ラ音、SpO_2=90％がキーワードとなる。COPDが疑われる高齢者が数日前からの呼吸器性感染症などで肺野に炎症所見が起こったことが考えられる。この病態では喘息の急性期ではなくスクイジングを行ってもほとんど効果がない。意識レベルがJCS 1で上気道は開通していることが考えられるため経鼻エアウエイでの酸素投与より、もっと高濃度の酸素を投与できる方法を考慮すべきである。また、患側は酸素交換に有効な肺胞が少ないと考え、右肺に血流が多くなる右側臥位はシャントあるいは換気血流不均等（VQミスマッチ）を増加させる。患側（右肺）を上にしたほうが、換気血流不均等が多くならず酸素化しやすいと考えられる。リザーバマスクで酸素投与した場合はCO_2ナルコーシス（第8版②p. 93、③p. 12、④p. 20、④p. 23）が存在していると考えられ呼吸が停止する可能性がある。よって、バッグ・マスクで高濃度酸素を投与が正解となる（参考：シャントは換気血流不均等で、換気がゼロで血流だけが保たれている肺胞のことで、まったく酸素化には役に立たない。肺炎などの肺胞と考えればよい）。　5

5　55歳の男性。狭心症で加療中である。仕事中に胸痛が起きたため硝酸薬スプレーを口腔内に噴霧した後に一過性の意識消失があった。

救急隊到着時観察所見：意識JCS10。呼吸数26/分。脈拍52/分、整。血圧80/40mmHg。体温36.5℃。SpO₂値97％。

この傷病者の意識消失原因として考えられるのはどれか。2つ選べ。

1．気　胸
2．心房細動
3．ショートラン
4．硝酸薬の副作用
5．アダムス・ストークス症候群

[解答・解説]
病態は狭心症。仕事中の胸痛、硝酸薬スプレーの処方、一過性意識消失、血圧80/40mmHgがキーワードとなる。

本例は胸痛時に硝酸薬スプレーの処方後に起こった一過性意識消失の原因を問うている。選択肢の気胸は一過性の意識消失は起こりにくく、また心房細動も頻拍ではあり得るが、脈拍52回/分では考えにくい。ショートランは数秒のことが多く意識消失が起こるより胸部不快感程度が多い。血圧が80/40mmHgでは硝酸薬が末梢血管を拡張させて、血圧低下を起こしたか、またアダムス-ストークス症候群のように一過性の徐脈発作に継続する意識消失が想定される（テキスト第8版② p.187）。

4、5

6　76歳の女性。鼻をかんだあと鼻出血が持続し30分経っても止まらないため心配して救急要請した。

救急隊到着時観察所見：意識JCS3。呼吸数18/分。脈拍50/分、不整。血圧102/50mmHg。体温36.8℃。心電図（別冊 No.3）を別に示す。

この傷病者が使用している薬剤はどれか。1つ選べ。

1．抗うつ薬
2．インスリン
3．ワルファリン
4．気管支拡張薬
5．ニトログリセリン

別　冊
No. 3　図

病態は薬剤性の凝固系異常による出血。持続する鼻出血、不整脈、心房細動がキーワードとなる。

本例は心房細動による不整脈による心房内血栓の予防のためにワルファリンを投与されていた傷病者が鼻出血を起こしたと考えられる。あげられた5つの薬剤のなかで凝固系の遷延を引き起こすのはワルファリンしかない。また、3.以外の4つの薬剤は服用の既往がある場合は要注意である（テキスト第8版② p.186－188）。

3

7 77歳の男性。路上生活者。地下街で倒れていたので警察官が救急要請した。

救急隊到着時観察所見：意識 JCS 2。呼吸数 26/分。脈拍 126/分、整。血圧 102/70mmHg。体温 37.8℃。喘鳴を伴い努力様で、咳嗽とともに鮮血を喀出している。

感染予防対策について正しいのはどれか。1つ選べ。

1. 傷病者に N-95 マスクを装着する。
2. 手指は消毒用エタノールで消毒する。
3. 救急隊員はサージカルマスクを着用する。
4. 使用資器材は両性界面活性剤で消毒する。
5. 救急車内にクロルヘキシジン消毒薬を噴霧する。

[解答・解説]
病態は結核疑い（テキスト第8版②p.203）。高齢の路上生活者、体温37.8℃、喀血がキーワードとなる。

この傷病者は微熱などの感染を疑わせる所見をもった路上生活者であり、咳嗽とともに喀血している。これより、呼吸器感染が疑われるが、感染防御の視点から結核の疑いがあることは忘れてはならない。正解は結核菌などに有効な手指消毒であるエタノールで消毒するである（第8版②p.200～201）。選択肢としては、1.と3.ではN95マスクは傷病者ではなく活動する救急隊員が装着するものであり、傷病者にはサージカルマスクを装着する。使用資器材は結核を疑っているので中水準から高水準のものを用いる。両性界面活性剤（アルキシジアミノエチルグリシンなど）は低水準に含まれる。車内は喀血などで汚染が考えられるために次亜塩素酸ナトリウム、グルタールアルデヒドによる清拭を行った後に流水で十分洗浄して、紫外線殺菌装置による殺菌を行う。　**2**

8 25歳の男性。駅で具合が悪くなり駅員が救急要請した。

救急隊到着時観察所見：意識 JCS 1。倒れた際に額を擦りむいて出血しており自分でハンカチで圧迫している。また、HIV陽性であると自己申告している。

救急隊員の対応として**適切でない**のはどれか。2つ選べ。

1. 手袋を着用する。
2. ガウンを着用する。
3. N-95 マスクを着用する。
4. 衆人から直ちに隔離する。
5. ハンカチは医療廃棄物として処理する。

病態はHIV感染症傷病者の外傷（テキスト第8版②p.204）。HIV陽性がキーワードとなる。

HIVは血液や体液を介して感染するために、空気感染を起こすような結核などとは異なり、N-95マスクや隔離を行う必要はない。しかし、手袋、ガウンは体液がつかないために必要であり、体液のついたハンカチなどは医療廃棄物として処理する。　**3、4**

9 40歳の男性。医療機器会社内で放射線撮影装置の開発中の事故により外部被曝し汚染はない。被曝量は1Gyと想定され、救急要請があった。

救急隊到着時観察所見：意識清明。呼吸数18/分。脈拍82/分。血圧100/70mmHg。

救急隊員の装備で搬送時に必要なのはどれか。1つ選べ。

1．N-95マスク
2．防塵マスク
3．放射線防護服
4．アラーム付き個人線量計
5．標準予防策以外に必要なものはない

[解答・解説]
病態は汚染のない外部被爆。外部被爆（汚染なし）がキーワードとなる。

本例は放射性物質が体外にも体内にも付着や汚染はない。よって、特別な予防を行うことはない。もし、汚染が疑われていた場合は選択肢2.〜4.の処置が必要になる。N-95は空気感染の恐れなどなく必要ない。本例では1Gyの放射線量を曝露されているので、急性放射線症候群の発症も否定できない（テキスト第8版②p.211）。　5

10 70歳の女性。自宅で食事中に肉片が喉に詰まり反応がなくなったため息子が救急要請した。

まず行うべき口頭指導はどれか。1つ選べ。

1．胸骨圧迫
2．人工呼吸
3．背部叩打
4．用手気道確保
5．腹部突き上げ

病態は窒息。肉片をつまらせた、反応がない、口頭指導がキーワードとなる。

「JRC蘇生ガイドライン2010」に従って、意識がなく、呼吸がない場合は胸骨圧迫を行うことになる。本例では息子が対応しなければならず、熟練者ではない。ガイドライン2010では訓練を受けていない救助者は119番通報をして通信指令員の指示を仰ぐべきである。通信指令員は訓練を受けていない救助者に対して電話で胸骨圧迫のみのCPRを指導するべきであると記載されている（テキスト第8版③p.71）。　1

11 46歳の男性。昼食後に職場に戻ったところで失神し同僚が救急要請した。
　救急隊到着時観察所見：意識 JCS10。呼吸数30/分、努力性呼吸を認める。脈拍136/分、微弱、整。血圧60mmHg（触診）。顔面紅潮あり。喘鳴を聴取する。
　最も疑わしいのはどれか。1つ選べ。
　1．窒　息
　2．脳卒中
　3．喘息発作
　4．急性大動脈解離
　5．アナフィラキシー

[解答・解説]
　病態はアナフィラキシー（テキスト第8版②p.185、③p.20、④p.103）。昼食、努力性呼吸、喘鳴、顔面紅潮、血圧低下がキーワードとなる。
　昼食後に努力性呼吸と喘鳴で呼吸が苦しくなった傷病者で顔面紅潮がみられ全身の血管が拡張し血圧低下をきたした症例と考えられる。よって、解答は5.のアナフィラキシーがもっとも考えられる。喘息自体で血管拡張し血圧低下することは考えにくく（どちらかというと交感神経活動が上昇して血圧は上がる）、脳卒中では麻痺などが観察され、急性大動脈解離では移動する胸背部痛が観察される。　5

12 13歳の男子。校庭でサッカーをしていて左側胸腹部を強く蹴られた。うずくまるように倒れたので教師が救急要請した。
　救急隊到着時観察所見：意識はやや混濁。呼吸数32/分。脈拍124/分。血圧86/70mmHg。顔面は蒼白で冷汗著明である。仰臥位で頸静脈は視認できない。
　この傷病者のショックの原因で可能性の高いのはどれか。1つ選べ。
　1．心臓振盪
　2．腹腔内出血
　3．緊張性気胸
　4．汎発性腹膜炎
　5．心タンポナーデ

　病態は外傷による腹腔内出血。左側胸腹部を強く蹴られた、脈拍124/分、顔面蒼白、冷汗顕著、頸静脈の張りの減少がキーワードとなる。
　傷病者は左側胸腹部を強く蹴られ腹腔内は後腹膜臓器（おそらくは腎臓）から出血して循環血液量減少性ショックに陥ったものと考えられる。それを裏付ける観察所見として顔面蒼白、冷汗顕著、頸静脈の張りの減少などがあり、脈拍124/分、血圧86/70mmHgとプレショックを思わせる（テキスト第8版⑤p.26、③p.17、⑤p.97）。　2

13 62歳の男性。テレビを視聴中に様子がおかしくなり家族が救急要請した。

救急隊到着時観察所見：意識JCS 3。呼吸数24/分。脈拍84/分、不整。血圧178/102mmHg。右半身に軽度の不全麻痺を認め呂律が回らない。慢性腎不全で外来透析を受けている。糖尿病を指摘され、投薬を受けている。

この症状の原因として考えるべき病態はどれか。2つ選べ。

1．高血圧
2．低血糖
3．尿毒症
4．脳卒中
5．不整脈

[解答・解説]
病態は尿毒症（テキスト第8版④p.66）、脳卒中（第8版④p.9、④p.152）。意識レベル低下（JCS 3）、右半身麻痺、慢性腎不全、糖尿病の既往がキーワードとなる。

本例では意識レベル低下（JCS 3）から始まり右半身麻痺が生じた症例で考慮する疾患を問うている。慢性腎不全、糖尿病の既往があり右半身麻痺があるので中枢神経障害がまず考えられ、脳卒中が考慮される。また、慢性腎不全で透析中ということから、尿毒症による意識障害も考えられ、また透析患者による脳血管障害も考慮されてもよいと思われる。しかし、低血糖においても神経（巣）症状がみられることも考えられるため、解答の候補として2.を選んだ場合もあり得る。ここでは3、4.を解答としておく。

3、4

14 68歳の男性。1か月前から頭痛を訴えていたが、最近、変なことを言うようになり、歩けなくなったため家族が救急要請した。

救急隊到着時観察所見：意識JCS 1。呼吸数16/分。脈拍68/分。血圧150/68mmHg。体温36.5℃。家族から、男性は大酒家でよく転んでいたこと、食事中に箸を落とすようになったとの情報を得た。

考えられる疾患はどれか。1つ選べ。

1．小脳梗塞
2．くも膜下出血
3．細菌性髄膜炎
4．高血圧性脳症
5．慢性硬膜下血腫

病態は慢性硬膜下血腫（テキスト第8版⑤p.46）。1カ月前からの頭痛、最近になり変なことを言うようになった、大酒家、食事中に箸を落とす行為がキーワードとなる。

本例では1カ月前からの頭痛から始まり、中枢神経障害が徐々に生じた例で考慮する疾患を問うている。大酒家であり頭を打ったような既往は書いてないが、一番に考えなければならないのは慢性硬膜下出血であろう。くも膜下出血や小脳梗塞の場合はもっと経過は早く、細菌性髄膜炎なら発熱などの所見がみられると思われる。高血圧性脳症としては血圧がさらに高いことが予想される。よって、解答としては慢性硬膜下出血がもっとも考えられる。

5

15 65歳の男性。めまいを訴えたので、家族が救急要請した。

救急隊到着時観察所見：意識清明でめまいは改善していた。呼吸数14/分。血圧100/50mmHg。体温36.5℃。現場での心電図（別冊 No. 4）を別に示す。

この傷病者のめまいの特徴の説明で最も適切なのはどれか。1つ選べ。

1．耳鳴りを伴う。
2．頭を動かすと悪化する。
3．天井が回るように感じる。
4．顔や手足のしびれを伴う。
5．波に揺られるように感じる。

別　冊
No. 4　図

[解答・解説]
病態は中枢性のめまい。心電図（心房細胞）がキーワードとなる。

めまいで小脳の血栓による梗塞があった場合はどのようなめまいの特徴があるかを問うている。まず、末梢性のめまいの場合は、内耳症状（耳鳴り、難聴）や主に回転性のめまいを伴う。また頭を動かすことで誘発されるのは良性発作性頭位めまいである。手と足のしびれは末梢性の感覚神経障害や過換気によることが考えられる（テキスト第8版③ p. 156〜157）。
5

16 24歳の男性。てんかんの既往がある。痙攣が止まらないため、家族が救急要請した。

救急隊到着時観察所見：呼びかけに反応なく、両上肢がガクガクと震えて、屈曲と伸展を繰り返すような動きがみられた。眼球は両側とも上転していた。

この発作の種類はどれか。1つ選べ。

1．脱力発作
2．欠神発作
3．強直発作
4．間代性発作
5．ミオクローヌス発作

病態はてんかん。てんかんの既往、痙攣の重積、屈曲と伸展を繰り返す動きがキーワードとなる。

本例ではてんかんの既往、痙攣の重積、屈曲と伸展を繰り返す動きを呈する症例で発作の形態を問うている。屈曲と伸展を繰り返す動きは間代性発作である（テキスト第8版③ p. 131）。
4

17 19歳の男性。ゲームセンターで突然倒れ、痙攣しているため、従業員が救急要請した。

　救急隊到着時観察所見：会話は可能であるが、見当識障害がある。呼吸数16/分。脈拍88/分、整。血圧142/88mmHg。痙攣はおさまっている。

　ストレッチャーに乗せたところ、全身性の間代性強直性痙攣が始まり、チアノーゼが出現した。

　直ちに行うべき処置はどれか。2つ選べ。
1．転落防止
2．下肢挙上
3．酸素投与
4．バイトブロック挿入
5．頭部後屈あご先挙上

[解答・解説]
　病態は痙攣。ゲームセンターで痙攣、全身性間代性強直性痙攣、チアノーゼ、搬送中の再発する痙攣がキーワードとなる。
　本例ではゲームセンターで何かの刺激で誘発された痙攣（おそらく本態性てんかん。1997年アニメを見ていた子どもたちに全身痙攣発作が生じた報道が記憶に新しい。参考：週刊日本医事新報、1998；3853：45-49)で全身性間代性強直性痙攣後にチアノーゼを呈している、傷病者で搬送中の再発する痙攣があるときにどうするかが問われている。痙攣でほとんど換気ができていないまま痙攣を起こしてチアノーゼが発生しているので、まず酸素投与である。さらに再発を起こしているので搬送中に転落防止を図ることが重要である。　　　　　　1、3

18 61歳の男性。狭心症で通院歴がある。起床時に胸部圧迫感があり、呼吸苦が徐々に進行した。処方されているニトログリセリンを3回使用したが改善しなかったため、家族が救急要請した。

　救急隊到着時観察所見：意識清明。呼吸数32/分。脈拍120/分、不整。血圧108/60mmHg。起坐呼吸がみられる。強い口渇を訴えている。

　適切な対応はどれか。2つ選べ。
1．飲水させる。
2．酸素投与をする。
3．下肢挙上をする。
4．除細動器の電極パッドを貼る。
5．ニトログリセリンの追加使用を勧める。

　病態は心筋梗塞疑い（テキスト第8版④p. 39）。狭心症の既往、ニトログリセリン3回投与しても改善しない胸痛、起坐呼吸（呼吸数32回）がキーワードとなる。
　本例では狭心症の既往がある傷病者が、ニトログリセリンを3回投与しても改善しない胸痛を訴えており、心筋梗塞が強く疑われる。そのときの処置を問うているが、まず致死性の不整脈にすぐ対応するために4.の除細動パッドを装着することと、呼吸が障害されているために酸素化を早期に行う必要性から酸素投与であろう。飲水は体内水分量を増加させ、今後の院内での処置にも影響するので行わない。また、おそらく左心不全を起こしていることが考えられるので下肢挙上をしては呼吸苦を増悪させる。またニトログリセリンの追加投与は3回も行っているので、追加投与の効果は期待できない。　　　　　2、4

19 60歳の男性。急に背部に激痛が出現し、その後、腰部、腹部および下肢にも痛みが広がったため、救急要請した。

　救急隊到着時観察所見：意識清明。呼吸数28/分。脈拍112/分、整。血圧210/120mmHg（左上肢）、216/124mmHg（右上肢）。高血圧を指摘されたことがあるが、治療していないという。

　この傷病者で認められる所見はどれか。1つ選べ。

1．血　尿
2．腹部板状硬
3．脊柱叩打痛
4．呼吸音の左右差
5．上下肢の温度差

[解答・解説]
　急に出現した背部痛が、腰部、腹部、下肢に広がっている。移動する胸部痛、背部痛を認めた場合、急性大動脈解離を念頭におく。胸部痛、背部痛は主に、血管の壁が裂けるときの痛みであり、その進展にあわせて移動する。腹部大動脈〜総腸骨動脈〜大腿動脈などまで解離が進行すると、腰部、腹部、下肢まで痛みが広がる。急性大動脈解離は、マルファン症候群などに伴って若年者でも起こることがあるが、60歳以上で、高血圧が背景にある男性に多い。解離腔の拡大によって大動脈から分岐する動脈の血流が障害されることなどにより、四肢の血圧の左右差・上下差、血流の障害された部分の皮膚温の低下（上下肢の温度差）、神経障害などが生じる。ただ、血圧の左右差などがなくても、急性大動脈解離は否定できない。
　血尿は、尿管結石などで生じる。この場合、片側の腰背部痛、側腹部痛を生じ、痛みは結石の下降に伴い腰部、鼠径部に移動し、大腿内側へ放散する。そのため本設問では、尿管結石も否定できず、つまり「血尿」も否定できないが、高血圧の既往についての記載があることと、まずは生命の危険が高いほうを優先すると、尿管結石よりも急性大動脈解離を想定する（p.223のD第26問も参照）。
　腹部板状硬は、汎発性腹膜炎で生じることが多い。脊柱叩打痛は、脊椎骨折、脊椎炎などで生じる。呼吸音の左右差は、気管・気管支、肺、胸腔などの呼吸器系の疾患で生じる（テキスト第8版④ p.42）。

5

20　58歳の男性。早朝に、右側腹部から鼠径部にかけての痛みが突然出現し救急要請した。

救急隊到着時観察所見：意識清明。呼吸数26/分。脈拍78/分。血圧150/90mmHg。体温36.4℃。顔色不良。眼球結膜に黄染なし。眼瞼結膜に貧血なし。痛みは周期的に強くなり、体位を変えても軽減しない。

最も可能性が高い疾患はどれか。1つ選べ。

1．胆石症
2．腸捻転症
3．右尿管結石
4．十二指腸潰瘍
5．右腸骨動脈瘤

[解答・解説]
　突然右側腹部の痛みが生じた場合、肝臓、胆嚢、右泌尿器（右腎・尿管）、胃・十二指腸、場合によっては上行結腸から右横行結腸の疾病を念頭におく。このなかで、鼠径部への痛みを認めるのは、泌尿器疾患が原因であることが多い。突然生じた（結石が尿管に落ちる）、周期的な痛み（尿管の攣縮や蠕動運動による）であること、発熱などがないことから右の尿管結石をもっとも疑う。
　胆石症、腸軸捻転、十二指腸潰瘍で生じる痛みは、右鼠径部に及ぶことはほとんどない。胆石症によって胆汁の排出障害が起きれば黄疸となり、眼球結膜に黄染が生じる。右腸骨動脈瘤は、切迫破裂となれば痛みが生じるが周期的な痛みにはならない。破裂すれば頻脈、低血圧などが生じる（テキスト第8版④ p.69）。

3

21　70歳の女性。心疾患の既往がある。突然、臍周囲に強い腹痛を訴え救急要請した。

救急隊到着時観察所見：意識清明。呼吸数24/分。脈拍120/分、不整。血圧160/100mmHg。腹部は平坦で腫瘤を触れない。臍中心に圧痛を認めるが、筋性防御を認めない。心電図（別冊No.5）を別に示す。

考えられるのはどれか。1つ選べ。

1．急性膵炎
2．大腸癌穿孔
3．腹部大動脈解離
4．十二指腸潰瘍穿孔
5．上腸間膜動脈塞栓症

別　冊
No. 5　図

　腹痛の性状と観察所見などから、可能性の高い疾患を想定させる問題である。心電図（別冊No.5）は、心房細動（P波を認めず、基線が揺れており、QRSの間隔が一定していないことから心房細動と判断する）を示している。心房細動をもつ者に、強い腹痛が突然生じたものの、腹部は平坦で筋性防御がなく、腹部異常所見が比較的乏しい場合、上腸間膜動脈塞栓症を疑う。心房細動によって心内に生じた血栓が流れて、上腸間膜動脈を閉塞するため、腹痛は突然起こる。十二指腸、大腸などの消化管の穿孔の場合、筋性防御などの腹膜刺激症状が出現する。急性膵炎では、炎症の周囲への波及に伴い、徐々に腹痛が強くなる（テキスト第8版④ p.62）。

5

22 82歳の男性。トイレで倒れている傷病者を発見し家族が救急要請した。

　救急隊到着時観察所見：意識JCS200。脈拍56/分。血圧178/105mmHg。瞳孔は右6mm、左4mmで右側への共同偏視と対光反射鈍麻を認める。

　認められる呼吸様式はどれか。1つ選べ。

1．徐呼吸
2．浅表性呼吸
3．口すぼめ呼吸
4．クスマウル呼吸
5．チェーン・ストークス呼吸

[解答・解説]
　意識障害を認める傷病者の呼吸様式が問われている。JCS200で、瞳孔不同、対光反射の鈍麻を認めることから、脳ヘルニアを疑う。トイレで倒れていたという状況から、脳卒中が原因であろうか。比較的徐脈、高血圧は、頭蓋内圧の亢進によるものだろう。頭蓋内圧亢進時には、チェーン-ストークス呼吸を認める。徐呼吸は、医薬品中毒、麻薬中毒などの際に認めるほか、頭蓋内圧亢進が進行した際にも認める。浅表性呼吸は、胸部外傷（血胸、気胸など）のほか、外傷性ショックなどで認める。口すぼめ呼吸は、慢性肺気腫、気管支喘息の傷病者でみられる。呼気時に口をすぼめることにより呼気時の抵抗をつくり、これにより気道内圧を高めることで下気道の虚脱、狭窄を防ぐ効果がある。クスマウル呼吸は糖尿病性ケトアシドーシス、尿毒症で認める（テキスト第8版② p.54）。　　　　5

23 25歳の男性。荷物を持ち上げた時に前胸部痛を訴えて救急要請した。

救急隊到着時観察所見：意識清明。呼吸数18/分。脈拍88/分。血圧174/96mmHg。体温36.5℃。SpO$_2$値95％。患者は座位で冷汗、チアノーゼは認めなかった。呼吸音を聴取しようとすると、痛みを訴えた。さらに搬送しようとすると体動による胸痛の増悪を訴えた。

考えられる病態はどれか。1つ選べ。

1．心筋炎
2．胸膜炎
3．心筋梗塞
4．自然気胸
5．急性大動脈解離

[解答・解説]
若年者の前胸部痛の原因を推測させる問題である。体動時などを契機として発生するものは、選択肢のなかでは自然気胸がもっとも可能性が高いであろう。呼吸音の聴取などで深呼吸をすると胸の痛みが増強する。SpO$_2$が年齢からすると若干低いことや坐位でいることは、呼吸器系の疾病を示唆する。

冷汗などを認めず、循環動態が安定しており、また25歳という年齢から心筋梗塞や急性大動脈解離（マルファン症候群などによるものを除く）の可能性は低い。体動によって胸痛が増悪することからも可能性は低い。心筋炎では、感冒様症状、消化器症状などが先行し、その後に心不全徴候、不整脈、胸痛などが出現することが多い。胸膜炎も胸痛を認めるが、肺炎、肺結核、肺癌などに伴って起こることが多く、それらによる症状（熱発、咳嗽など）も同時に認める。なお、自然気胸での体動時痛は、認めることもあるが多くはない。選択肢に肋骨（肋軟骨）骨折があればそれを選択したい（テキスト第8版④p.29）。 **4**

24 88歳の女性。1人暮らしをしている。訪問した家族が、意識なく仰臥位で倒れているのを発見したため救急要請した。

救急隊到着時観察所見：意識 JCS30。呼吸数24/分。脈拍132/分、不整。血圧 164/80mmHg。体温 36.0℃。SpO_2 値85％。右片麻痺を認める。口には乾いた吐物が付着しており、聴診では胸部前面で荒い湿性ラ音が聴取され、背面では呼吸音がほぼ消失している。

この傷病者のSpO_2値低下の原因として可能性の高いのはどれか。2つ選べ。

1．気　胸
2．無気肺
3．気管支喘息
4．誤嚥性肺炎
5．気管支拡張症

[解答・解説]
　聴診所見から病態を推測させる問題である。一人暮らしの高齢者が、JCS30、右片麻痺の状態で倒れているところを発見された。口には吐物が付着している。脈拍が不整であるので、心房細動→脳梗塞（左脳）だろうか。粗い湿性ラ音（「荒い」より「粗い」を使用するのが一般的）は肺水腫、肺炎などの際に聴取する。気管支拡張症の際にも聴取するが、嘔吐し倒れていたのであれば、誤嚥性肺炎によるものだろう。また、「背面で呼吸音がほぼ消失」、つまり呼吸音の減弱を認める。これは胸腔内への液体、空気の貯留（胸水、血胸、気胸）によるものや、空気の出入りが減少した状態（気管支の閉塞などによる無気肺）などによって起こる。この想定では、気胸よりも、誤嚥による気管支閉塞に伴う無気肺を疑うべきであろう。気管支喘息では高音性の連続性ラ音を認める（テキスト第8版③p.13）。

2、4

25 66歳の女性。自宅で胸内苦悶を訴えていたが急に倒れたため家族が救急要請した。

救急隊到着時観察所見：意識 JCS300。呼吸は浅く12/分、頸動脈は微弱であるが触知でき、脈拍40/分である。

現場でまず行うべき処置はどれか。2つ選べ。

1．補助呼吸
2．胸骨圧迫
3．血圧測定
4．起坐位保持
5．心電図装着

[解答・解説]
　胸内苦悶を訴えた後に卒倒し、バイタルサインがきわめて不安定な傷病者への適切な対応が問われている。深昏睡状態（JCS300）で呼吸が浅く12/分であることから、気道を確保し、酸素を流したバッグ・マスクを口にあてて、呼吸状況をみながら補助呼吸を行う。また、頸動脈のみで脈拍を触知できる程度の循環動態であり、心電図の継続的なモニターが必要である。胸内苦悶後の卒倒などの状況を考えると、致死的不整脈の発生に備えて心電図をモニターできるAEDパッドの装着がよりよいだろう。
　脈拍を触知できるので、胸骨圧迫の必要はない。血圧測定の優先順位は高くないし、頸動脈で微弱に脈拍を触知できる程度では測定できない。JCS300で、循環動態が不安定な状態では、起坐位は不適切である（テキスト第8版③ p.14）。　**1、5**

26 72歳の男性。突然の背部痛が出現したため、家族が救急要請した。

救急隊到着時観察所見：意識清明。呼吸数18/分。脈拍80/分、整。血圧190/110mmHg。体温36.1℃。車内収容時、痛みが腰部まで移動してきた。

可能性の高い傷病はどれか。2つ選べ。

1．肺塞栓
2．尿管結石
3．急性膵炎
4．急性心筋梗塞
5．急性大動脈解離

　背部から腰部に移動する痛みを生じる疾患が問われている。中高齢者で、突然、胸部、背部に強い痛みを認め、それが腹部、腰部、場合によっては鼠径部から下肢にかけて移動した場合には、急性大動脈解離を念頭におく。また、痛みが、背部から腰部、鼠径部から陰部、大腿に移動、放散する場合には、尿管結石についても想定する（p.218のD第19問も参照）。
　肺塞栓では、胸部痛、背部痛を認め、呼吸・循環状態が不安定となり、低血圧となることが多い。痛みは移動しない。急性膵炎での痛みは広がるが、移動しない。急性心筋梗塞では胸部に限らず、背部痛、頸部、下顎、上肢に痛み、違和感などを認めるが、通常、移動しない（テキスト第8版④ p.42）。　**2、5**

27　60歳の男性。健康診断で高血圧を指摘されていたが放置していた。突然激しい背部痛が出現したため、救急要請した。

　救急隊到着時観察所見：意識清明。呼吸数30/分。脈拍84/分、整。血圧210/108mmHg。SpO$_2$値98％。搬送中に腰痛を訴え始めた。

　この傷病者に認められる所見はどれか。1つ選べ。

　1．片麻痺
　2．下肢の浮腫
　3．血圧の左右差
　4．頸静脈の怒張
　5．腹部拍動性腫瘤の触知

[解答・解説]
　背部から腰部にかけて移動する痛みを生じる疾患を想定させ、その疾患で生じるほかの症状について問うている。中高齢者で、移動する胸部痛、背部痛を認めた場合、急性大動脈解離を念頭におく。胸部痛、背部痛は主に、血管の壁が裂けるときの痛みであり、その進展にあわせて移動する。腹部大動脈〜総腸骨動脈〜大腿動脈などまで解離が進行すると、腰部、腹部、下肢まで痛みが広がる。頸動脈へ解離が及ぶと時に頸部から頭部にかけて痛みが移動する場合もある。急性大動脈解離では解離腔の拡大によって大動脈から分岐する動脈の血流が障害されることなどにより、四肢の血圧に左右差・上下差、血流の障害された部分の皮膚温の低下（上下肢の温度差）、神経障害などが生じる（p. 218のD第19問、p. 223のD第26問を参照）(テキスト第8版④p. 42)。

　〔それにしてもなぜ、急性大動脈解離を想定させる問題が、3題（連続して2題）も出題されたのであろうか〕　　　**3**

28　80歳の男性。半年前に心筋梗塞の既往がある。最近階段での息切れが目立ち、明け方より強い息苦しさがあったので救急要請した。

　救急隊到着時観察所見：意識JCS 1。呼吸数32/分。脈拍128/分、不整。血圧190/98mmHg。SpO$_2$値85％。座椅子に座って肩で息をしている。ここ1か月で体重が5kg増加しているとのことである。

　この傷病者で観察される所見はどれか。2つ選べ。

　1．顔面の紅潮
　2．血圧の左右差
　3．腹壁静脈の怒張
　4．泡沫状喀痰の喀出
　5．両肺野の断続性ラ音

　心筋梗塞の既往のある高齢者に、労作時に呼吸困難が出現した。想定される疾患が問われている。起坐呼吸（座椅子に座って肩で息をしている）、呼吸困難を認めることから、まず気管支喘息や（左）心不全とそれによる肺水腫、肺炎、気管支炎などが考えられるが、既往歴や短期間での（浮腫によると思われる）体重増加から考えると心不全による肺水腫を想定してよいだろう。肺水腫では両肺野の断続性ラ音、泡沫状喀痰を認める。

　心不全では顔面、唇などのチアノーゼを引き起こす。血圧の左右差は、急性大動脈解離で認める。肝硬変などに伴って門脈圧が上昇し、腹側血行路が発達すれば腹壁静脈が怒張する（テキスト第8版④p. 44）。　**4、5**

29 30歳の男性。野球中に前胸部にボールが当たって胸部鈍痛を訴え、救急要請した。

救急隊到着時観察所見：意識清明。呼吸数30/分。脈拍110/分。血圧80/65mmHg。胸部聴診で心音減弱。呼吸音左右差なし。頸静脈が怒張している。

最も可能性のある心電図異常はどれか。1つ選べ。

1．P波消失
2．PQ延長
3．R波の減高
4．ST上昇
5．T波の増高

[解答・解説]
前胸部への外傷の後に、頻脈、血圧の低下をきたす病態が問われている。ベックの三徴（血圧の低下、心音減弱、頸静脈の怒張）を認めており、前胸部へのボールの衝突により心嚢内に出血を起こし、心タンポナーデを生じたという想定だろう。その場合、心臓の周りを血液が覆うことにより心臓と電極の間の電気抵抗が高まるため、心電図が全般的に低電位（波形の高さが低く）となる。低電位は、波形の高い波で目立つことになる（R波の減高）。

胸部外傷後に頻脈、血圧の低下をみた場合、胸腔内への出血（血胸）によるショック、緊張性気胸、心タンポナーデによる閉塞性ショック、心筋挫傷などによる心原性ショックを考える。出血性ショックであれば、出血した側の呼吸音が減弱する。頸静脈は怒張しない。緊張性気胸の場合は、気胸側の呼吸音が減弱する（テキスト第8版⑤ p.65）。

3

30 62歳の男性。15年前に肝硬変を指摘された。嘔吐とともにどんぶり2杯くらいの吐血を来し、救急要請した。

救急隊到着時観察所見：呼びかけには応答する。チアノーゼがあり、喘鳴が強い。脈拍126/分。血圧95/70mmHg。

救急隊の対応で**適切でない**のはどれか。1つ選べ。
1. 酸素吸入
2. 側臥位での搬送
3. 喉頭鏡を用いた口腔内吸引
4. パルスオキシメータの装着
5. あご先挙上法による気道確保

[解答・解説]
　吐血後に、チアノーゼ、喘鳴、頻脈、血圧低下を認める傷病者への適切な処置を問われている。肝硬変の既往のある傷病者の吐血であり、胃食道静脈瘤の破裂の想定だろう。チアノーゼ、喘鳴があることから酸素投与を行い、あわせてパルスオキシメータを装着し血中酸素飽和度を評価する。そのうえで、再度の嘔吐する場合に備えて、側臥位で運ぶこともよいだろう。あるいは、チアノーゼを認めることから、仰臥位にして（傷病者からの協力を得て）あご先挙上法により気道を確保したうえで、酸素を流したバッグ・マスクをあて、呼吸状態によっては補助換気ができる体制を確保してもよい。嘔吐後であり、口腔内の吸引も考慮すべきだが、喉頭鏡を用いるのは不適切である。呼びかけに応答する状況で喉頭鏡を用いると咽頭反射により嘔吐を引き起こす危険があるからである（テキスト第8版③ p.14）。

　（なお、言葉の使い方だが、救急隊の対応について問うているのだから、選択肢1.は「酸素吸入」より「酸素投与」が適切であろう）。

3

31 55歳の男性。突然の嘔吐の後、次第に増悪する胸痛と呼吸困難を認め、救急要請した。

救急隊到着時観察所見：意識清明、苦悶状。呼吸数32/分、浅。脈拍120/分。血圧120/85mmHg。体温37.4℃。SpO_2値92％。左呼吸音の低下を認める。腸雑音は正常で、明らかな腹膜刺激症状はない。モニター心電図は洞性頻脈である。

考えられる疾患はどれか。1つ選べ。
1．自然気胸
2．急性心筋梗塞
3．特発性食道破裂
4．穿孔性十二指腸潰瘍
5．マロリー・ワイス症候群

[解答・解説]

午後D第31問については、いずれの正答肢も正解とする扱いがとられた。（理由：複数の正答肢があるため。）

突然の嘔吐の後に、増大する胸痛と呼吸困難を呈する傷病者の観察所見から、想定される疾患が問われている。嘔吐後に徐々に増悪する胸痛を認めた場合、生命に危険のある疾患として、特発性食道破裂を想定する。嘔吐の際に、食道内圧が上昇し、食道が全層にわたって裂ける疾患である。下部食道に好発し、多くは中年男性に起こる。嘔吐物や出血は、破裂による穿孔部を通じて左右どちらかの胸腔にたまり、そちら側の呼吸音が減弱する。左側が多いが右側の場合もある。また胸腔ではなく縦隔内に穿孔することもある。これらにより、胸痛や背部痛、呼吸困難が出現する。時間の経過とともに、膿胸や縦隔炎が進む。特発性食道破裂の頻度はまれであるが、現在であってもなお死亡率が高い。救命には、早期の外科的手術が必要となることが多く、救急救命士は設問のような状況では、特発性食道破裂を疑い適切な医療機関に搬送する。

自然気胸でも胸痛や呼吸困難、患側の呼吸音の低下、SpO_2の低下を認める。嘔吐を契機として自然気胸が発生することもまれにあるため正確肢となり得る。急性心筋梗塞では、呼吸音の低下は通常認めない。ただし、心筋梗塞（とくに右冠動脈領域の心筋梗塞）では、嘔吐を伴うことがある。穿孔性十二指腸潰瘍では、上腹部で腹膜刺激症状が出現する。マロリー-ワイス症候群は、嘔吐による食道内圧の上昇により食道が裂けるものの、粘膜のみにとどまり、食道破裂のように全層までには及ばなかったものである。粘膜からの出血が吐血となる。吐物の誤嚥がなければ、呼吸音の低下などの呼吸器症状は起きない（テキスト第8版④ p.57）。**1、3**

32 51歳の男性。大量の飲酒をし、あぐらをかいたまま寝込んでしまった。6時間後に家族が発見した際に、下肢の運動と知覚が麻痺していたため、救急要請した。

救急隊到着時観察所見：意識 JCS 1。呼吸数24/分。脈拍116/分、整。血圧156/100mmHg。SpO_2値97％。膝部から大腿にかけて高度の緊満と皮下出血とを認めた。病院到着時の下肢の所見（別冊 No. 6）を別に示す。

この患者の尿所見として最も考えられるのはどれか。1つ選べ。

1. 血 尿
2. ビリルビン尿
3. ヘモグロビン尿
4. ミオグロビン尿
5. ポルフィリン尿

```
別 冊
No. 6 写 真
```

[解答・解説]

　長時間の筋肉の圧迫によって起こり得る病態を想定させ、その病態でみられる尿所見が問われている。あぐらをかいたままの姿勢で眠ったことにより下肢の筋肉への圧迫が長時間続き、下肢のコンパートメント症候群をきたしたという想定である。通常であれば寝返りなどによって回避されるはずであるが、アルコールによる影響で圧迫が長時間に及んでいる。四肢のコンパートメント症候群（下腿と前腕に多い）では、伸縮に乏しい筋膜の内側で筋肉が腫脹することにより、筋膜内の圧が上がり、その中に存在する血管を圧迫することで血流障害が生じ、さらに筋肉が障害を受け腫脹するという悪循環に陥る（写真からは、右下肢の膝部を中心とした皮下出血斑を観察できる。問題文には、「高度の緊満」とあるが、写真からは判断が難しい）。筋膜内を通過する神経は、もっとも圧迫に弱く、これにより知覚と運動の麻痺を生じる。筋組織の壊死により筋細胞からミオグロビンが血中に漏出し、これが尿中に漏れ出ることになる。

　血尿は、尿に赤血球が混じるものである。ビリルビン尿は、胆道系疾患や肝炎などにより血中のビリルビンが上昇し尿中にビリルビンが漏出するものである。ヘモグロビン尿は、溶血などにより体内で大量の赤血球が破壊された際に、ヘモグロビンが尿に漏出するものである。ポルフィリン尿は、体内にヘモグロビンの中間代謝物が貯留し、それが尿中に排出するものであり、多くは先天的なものである（テキスト第8版⑤ p. 83、③ p. 199）。

4

33 2か月の乳児。前日より哺乳力低下と四肢のぴくつきとがあったが、夜間になっても持続するため母親が救急要請をした。

救急隊到着時観察所見：全身強直性間代性痙攣が持続していた。呼吸数40/分。脈拍180/分。体温37.1℃。頭部・顔面および体幹にあざが数か所認められた。母親の表情は固く無口であった。

最も考えられる疾患はどれか。1つ選べ。

1．髄膜炎
2．もやもや病
3．ヘルペス脳炎
4．インフルエンザ脳症
5．揺さぶられっこ症候群

[解答・解説]
乳児の観察所見から推測される疾患を問う問題である。2カ月の乳児が、全身性強直性・間代性痙攣を起こしており、全身にあざを認めるということであれば、小児虐待による頭部損傷を考えなくてはならない。揺さぶられっこ症候群（乳幼児揺さぶられ症候群）は、小児の頭を強く揺することが原因で、くも膜下や硬膜下への出血をきたすものであり、首が据わっていない時期に起こることが多い。虐待のみでなく、泣き止まない子どもを強くあやしたり、首の据わらない乳児に、激しく「たかい、たかい」などを行った際にも発生するとされる。

髄膜炎、もやもや病による頭蓋内への出血、ヘルペス脳炎、インフルエンザ脳症などでも哺乳力低下、四肢のぴくつき、痙攣などは発生するが、あざや母親の表情などは説明できない（テキスト第8版④p.143〜146）。

5

34 10か月の乳児。前日より咳や鼻汁を認めていたが、夜間になって39.8℃の発熱および嗄声と犬吠様の咳とが出現したため、母親が救急要請した。

救急隊到着時観察所見：吸気性喘鳴と陥没呼吸とを認める。呼吸数56/分。脈拍180/分。体温39.4℃。SpO_2値92％であった。

搬送中に行う処置で**適切でない**のはどれか。1つ選べ。

1．加　湿
2．酸素投与
3．口腔内分泌物の吸引
4．経口エアウェイの挿入
5．頭部後屈による気道確保

[解答・解説]

乳児の呼吸器系を中心とした症状から、疾患を想起させ、その疾患、状況に対してしてはならない行為が問われている。咳などに続く、高度の熱発、嗄声、犬吠様の咳、吸気性の強い呼吸困難とくれば急性喉頭蓋炎をまず疑う。急性喉頭蓋炎は、インフルエンザ桿菌によって起こる感染症である。夜間に増悪することが多い。流涎（よだれをたらす）、発語困難などもみられる。吸気性の呼吸困難が強く、興奮して泣き叫ぶことなどを契機として呼吸停止にまで陥ることがあり、留意すべき疾患である。

吸気性の呼吸困難があり、酸素飽和度が低下（92％）し、さらには窒息も予想される状況であるため酸素投与は必須である。投与する酸素や室内の加湿が望ましい。急性喉頭蓋炎では呼吸困難により起坐位をとることが多く、その場合、その体勢のままおんぶなどで搬送するのがよい。10カ月の乳児の場合、母親によるだっこでの搬送か仰臥位での搬送になろう。流涎を認めることが多く、とくに仰臥位として搬送した際には、口腔内の吸引は必要となってくる。ただしできるだけ泣かさないように慎重に行い、咽頭喉頭周辺の刺激は避ける。仰臥位での搬送では、場合によって頭部後屈による気道確保が必要になるかもしれない。経口エアウェイは、小児に強い不快感を与え、喉頭周辺への直接の刺激の可能性もあり、不適切である。

なお、急性喉頭炎をクループと呼び、これには、インフルエンザ桿菌による急性喉頭蓋炎、ウイルス性のクループ症候群、非感染性の喉頭炎が含まれるが、その分類は必ずしも統一されていない（テキスト第8版④ p. 135〜136）。

4

35 25歳の男性。高速道路にて乗用車を運転中トラックに追突した。

救急隊到着時観察所見：意識清明。呼吸数28/分。脈拍112/分。血圧90/64mmHg。SpO$_2$値96％。腹痛を訴えており右鎖骨部の皮下血腫と臍周囲に横走する皮下出血斑を認める。損傷機序として考えられる車内装備はどれか。1つ選べ。

1．ハンドル
2．サイドドア
3．シートベルト
4．ダッシュボード
5．フロントガラス

[解答・解説]
　外傷患者にみられる観察所見から受傷機転を推測させる問題である。右鎖骨部の皮下血腫と臍周囲に横走する皮下出血斑、腹痛は、3点式シートベルトを装着していた際の受傷機転として特徴的である。
　正面衝突の際に、ハンドルには胸部、上腹部が衝突する。ダッシュボードには膝や下肢が衝突し膝関節を損傷し、介達外力によって大腿骨骨折や骨盤骨折（臼蓋）が生じる。フロントガラスには、頭部や顔面が衝突し、頭部、顔面、頸部に損傷をきたす。側面衝突の際には、サイドドアに体の側面が衝突し、衝突側の鎖骨、上腕骨、肋骨、脾or肝損傷、腎臓、骨盤骨折などが生じる（テキスト第8版⑤p.18～19）。

3

36 60歳の男性。歩行中車にはねられ受傷した。

救急隊到着時観察所見：呼びかけに返答があり、四肢の冷感を認めロードアンドゴーを宣言した。搬送中に次の所見を観察した。呼吸数28/分。脈拍120/分。血圧82/60mmHg。SpO_2値98%。呼吸音に左右差はない。外出血および四肢の変形や麻痺を認めない。腰と背中を痛がっている。

考えられる病態はどれか。2つ選べ。

1. 脊髄損傷
2. 骨盤骨折
3. 緊張性気胸
4. 腹腔内出血
5. 急性硬膜下血腫

[解答・解説]

観察所見から推測される外傷が問われている。四肢の冷感、バイタルサインからショックを疑う。脊髄損傷では神経原性ショックとなるが、その場合、四肢の皮膚は温かく、徐脈で四肢の麻痺を認める。骨盤骨折では、腰部痛、背部痛を認め、後腹膜周辺への出血によりショックになる。緊張性気胸では閉塞性ショックとなるが、呼吸音に左右差が生じる。酸素飽和度も98％では高すぎる。腹腔内出血では、出血性ショックになる。腹痛を認めることが多いが背部痛が強いときもある。急性硬膜下血腫では、呼びかけに応答する意識レベルでは、循環状態に異常をきたさない。

救急の現場では、外傷によるショックの90％は出血性ショックであり、まず出血性ショックを考える。外出血、胸腔内出血、腹腔内出血、骨盤骨折などに伴う後腹膜出血、四肢骨折に伴う出血が主な原因となり、これらの可能性をまず念頭におく。その次に、緊張性気胸、心タンポナーデによる閉塞性ショック、心挫傷などに伴う心原性ショック、脊髄損傷に伴う神経原性ショックを考える。受傷から時間が経過していれば、敗血症性ショックを認める場合がある。多発外傷では、いくつかの要因が重なっている場合がある（テキスト第8版⑤ p.26〜27）。

2、4

37 70歳の男性。作業中電気鋸が誤って右大腿部に触れ受傷した。

救急隊到着時観察所見：意識JCS1。呼吸数36/分。脈拍132/分。顔面は蒼白で、創部より鮮紅色の出血が続いている。

現場の処置で**適切でない**のはどれか。2つ選べ。

1．血腫除去
2．圧迫止血
3．創部の洗浄
4．下肢の挙上
5．ターニケット装着

[解答・解説]
　四肢の動脈性の出血に対する適切な対応が問われている。右大腿の、電気鋸による損傷で鮮紅色の出血（動脈出血を疑う）が持続し、頻脈、顔面蒼白であることから出血性ショックを疑う。この場合、ガーゼを用いた出血部位の直接圧迫止血法をまず行う。それでも止血が困難であればターニケット、マンシェットなどの止血帯の使用を考える。血腫の除去は必要ない。せっかくつくられた凝血塊を除去することになり再出血の原因となる。創部の洗浄も同様である。下肢の挙上は、併発している静脈性の出血や、下肢の浮腫の軽減のため、実施してよい（テキスト第8版⑤p.87〜88）。

1、3

38 28歳の男性。オートバイ運転中にスリップにより転倒、電柱に顔面・頸部を強打した。

救急隊到着時観察所見：意識JCS1。呼吸数18/分。脈拍120/分、整。血圧110/62mmHg。顔面と頸部に皮下血腫がみられる。

最も注意して観察すべき所見はどれか。1つ選べ。

1．複　視
2．嗄　声
3．咬合不整
4．鼻背変形
5．聴力障害

　顔面、頸部の外傷でもっとも留意することは、気道、とくに上気道の閉塞である。嗄声は、声門周辺の損傷を示唆し、完全閉塞に至る前の重要なサインとなる。
　複視は、眼窩吹き抜け骨折などにより左右どちらかの眼球運動が障害された場合などで生じる。咬合不全は、上・下顎骨、頬骨の骨折などで生じる。鼻背変形は鼻骨骨折で生じる。聴力障害は、鼓膜損傷や中頭蓋底の骨折などで内耳が損傷した場合に生じる（テキスト第8版⑤p.52〜53）。

2

39 50歳の男性。バイク運転中ガードレールに衝突し救急要請があった。

救急隊到着時観察所見：意識 JCS10。呼吸数24/分。脈拍90/分、整。血圧90/72mmHg。SpO_2値92％。呼吸苦を訴えているが呼吸音の左右差は認めない。四肢は動かさない。

救急隊の対応で**適切でない**のはどれか。1つ選べ。

1. 頸椎カラーの装着
2. 側臥位での背部観察
3. 四肢の感覚麻痺の観察
4. バックボードによる固定
5. バッグ・バルブ・マスクの装着

[解答・解説]
　交通外傷による傷病者への適切な対応が問われている。バイクでの外傷であり、頸椎保護のため頸椎カラーを装着し、バックボードへの全身固定が必要であろう。四肢を動かさず、脊髄損傷が強く疑われるのであればなおさらである。脊髄・脊椎損傷の可能性があれば、側臥位での背部観察は不適当である。四肢の感覚麻痺の観察は、脊髄・脊椎損傷の評価のために必要である。呼吸音に異常を認めないにもかかわらず酸素飽和度が低下していることから、頸髄損傷に伴う肋間筋麻痺による呼吸不全が疑われる。この場合、バッグ・マスクを装着し、補助換気をすると呼吸苦が改善される可能性がある（テキスト第8版⑤p. 34～36）。
2

40 35歳の男性。瓦礫の下に負傷者がいるとの救急要請があった。両大腿部が柱の下に挟まれており、事故発生より傷病者救出までに3時間を要した。

傷病者救出時観察所見：意識清明。呼吸数20/分。脈拍90/分、不整。血圧120/80mmHg。

この傷病者にみられるのはどれか。2つ選べ。

1. 低換気
2. 陰性T波
3. 黒褐色尿
4. 眼球結膜黄染
5. 下肢運動障害

　両大腿部が長時間にわたり下敷きになり、骨格筋が損傷した傷病者を想定している。救出によって圧迫が解除されると、患肢への循環の再開に伴い骨格筋が膨張する。これによりコンパートメント症候群を引き起こすとともに、筋細胞などからの細胞逸脱物質が血流にのって全身に流れ、高カリウム血症、DIC、急性腎不全などを引き起こす。これらの病態を圧挫（クラッシュ）症候群という。ミオグロビン尿により尿は褐色から黒褐色となる。患肢には麻痺、知覚障害が生じる。高カリウム血症により、心電図ではテント状T波が出現する。代謝性アシドーシスが進行しこれを呼吸で代償しようとするため換気量が増える。眼球結膜黄染は、肝疾患や胆道系疾患による高ビリルビン血症で認める（テキスト第8版⑤p. 94）。
3、5

41　65歳の男性。自宅で不穏状態で発見され家族が救急要請した。

救急隊到着時観察所見：意識 JCS 3。呼吸数30/分。脈拍50/分、整。血圧110/70mmHg。SpO$_2$値94％。現場に落ちていた容器の外箱の写真（別冊 No. 7）を別に示す。

今後みられるのはどれか。1つ選べ。

1．出血傾向
2．肺線維症
3．肝機能障害
4．気道分泌亢進
5．心室性不整脈

別　冊
No. 7　写　真

[解答・解説]

服毒物の情報から、傷病者に起こり得る症状を推測させる問題である。「硫酸アトロピン製剤及びPAM製剤の投与が有効」などの記載から、有機リン系の農薬と判断する。有機リン中毒では、副交感神経刺激症状として縮瞳、流涙、流涎、気道分泌の亢進などが起こり、交感神経刺激症状として頻脈、血圧上昇、そのほかに、筋線維性攣縮（筋肉の表面が小さく痙攣する）、呼吸筋麻痺、意識障害、不穏などを認める。

肺線維症はパラコート中毒で生じ、肝機能障害、肝不全はアセトアミノフェンの服用後、数日で生じ、心室性不整脈は三環系・四環系抗うつ薬で生じることがよく知られている（テキスト第8版⑤ p. 150～151）。　**4**

42　母親が買物から帰宅したところ、3歳の男児がタバコの葉を口の周りに付着した状態で泣いていた。子供の近くには灰皿がわりのジュース缶があり、その中に母親が吸っていたタバコの吸殻が数本とタバコの箱が見られた。

救急隊到着時観察所見：意識清明。呼吸数30/分。脈拍90/分。SpO$_2$値98％。悪心を訴えている。

適切な対応はどれか。1つ選べ。

1．病院で胃洗浄を行う。
2．現場で催吐を試みる。
3．現場で牛乳を飲ませる。
4．現場で背部を叩打する。
5．病院で経過観察をする。

タバコを誤飲・誤食した傷病者への適切な対応が問われている。タバコをそのまま誤食した場合は、ニコチンの刺激性作用によりそのままはき出すか嘔吐するため、重篤な症状を示すことは少ない。水の入った灰皿や缶などから、ニコチンが溶出した液体を飲むと危険な状態になり得る。設問では後者の可能性が否定できない。現場での催吐や、牛乳を飲ませることは不適切である。背部の叩打は意味がない。従来、ニコチンの抽出液の摂取には胃洗浄が推奨されていたが、近年は、必ずしもそうではない。テキスト第7版に従えば、1.が正解となるが、5.でよいだろう（テキスト第7版 p. 924～925、テキスト第8版⑤ p. 155）。　**5（1でもよい）**

43 推定60歳の男性。厳冬期の朝、公園で倒れているのを発見した通行人が救急要請した。

救急隊到着時観察所見：意識 JCS10。呼吸数24/分。脈拍100/分。血圧110/70mmHg。鼓膜温33℃。皮膚は冷たく、そばに日本酒の空き瓶がある。

この傷病者にみられるのはどれか。1つ選べ。

1．痛覚の消失
2．シバリング
3．心室性不整脈
4．咳嗽反射の低下
5．咽頭反射の消失

[解答・解説]
　体温によって傷病者にみられる観察所見が問われている。深部体温が33℃であり、この状況では、シバリングを認める。痛覚の消失、心室性不整脈、咳嗽反射の低下、咽頭反射の消失は、30℃以下の対応になると出現する（テキスト第7版 p. 936～937、テキスト第8版⑤ p. 171）。

2

34
(追加)

午　　後

別　　冊

No. 1 図　　　　　（C　問題5）

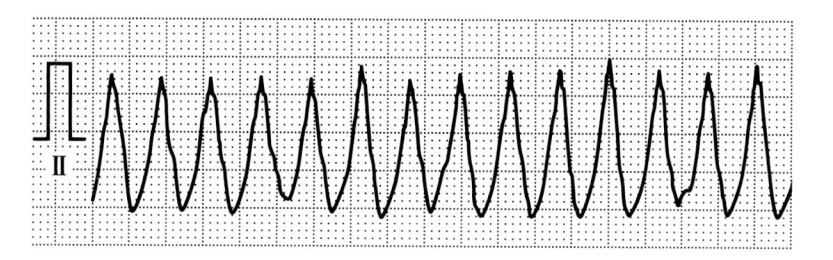

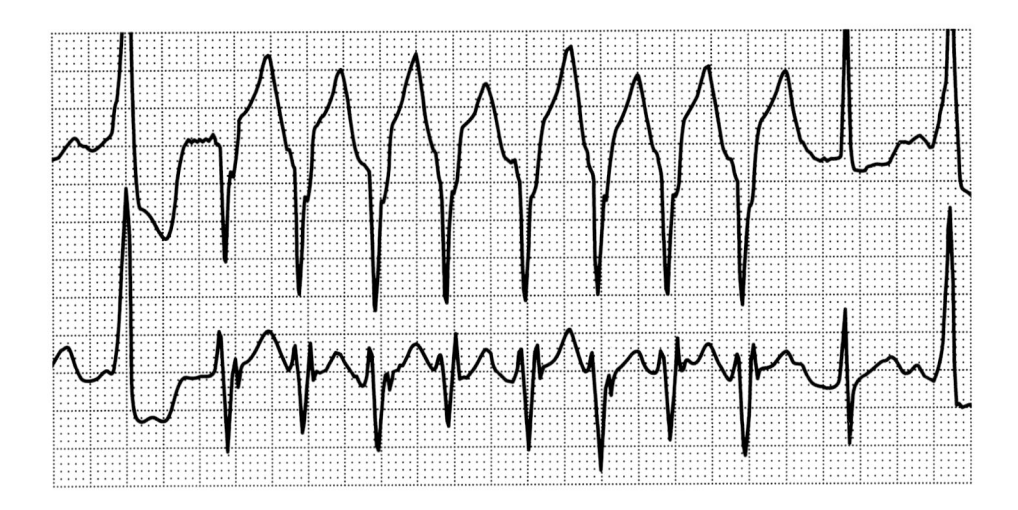

No. 2 図　　　　　　　　（D　問題3）

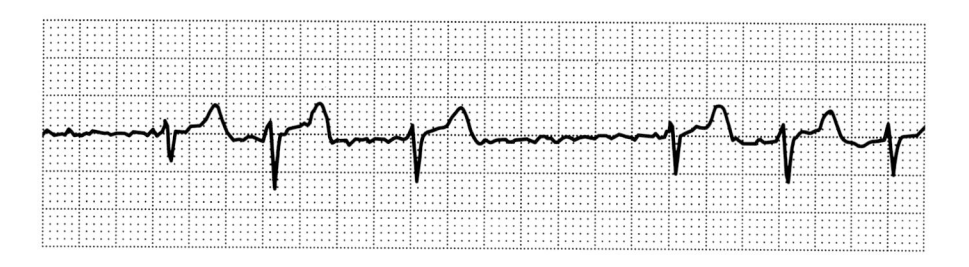

No. 3 図　　　　　　　　　（D　問題6）

No. 4 図　　　　　　　　　（D　問題15）

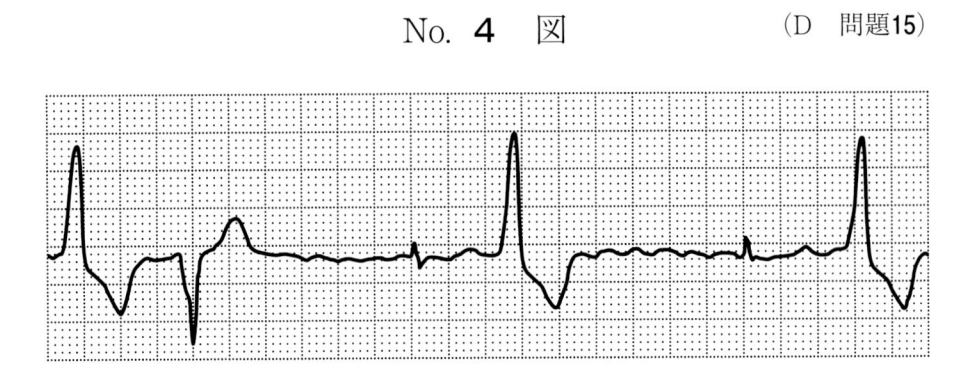

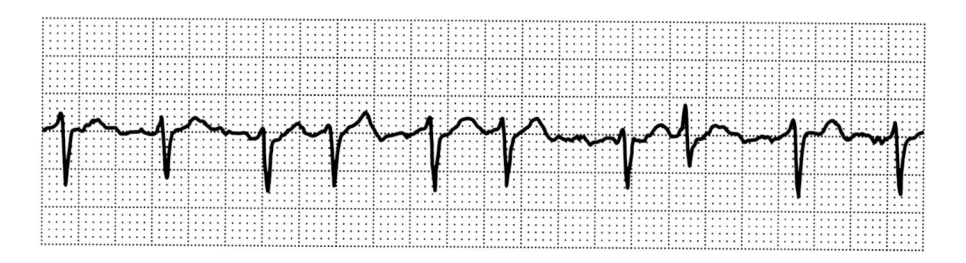

No. 5　図　　　　　　　　　　　　（D　問題21）

No. 6 写真　　　　　　　　　（D　問題32）

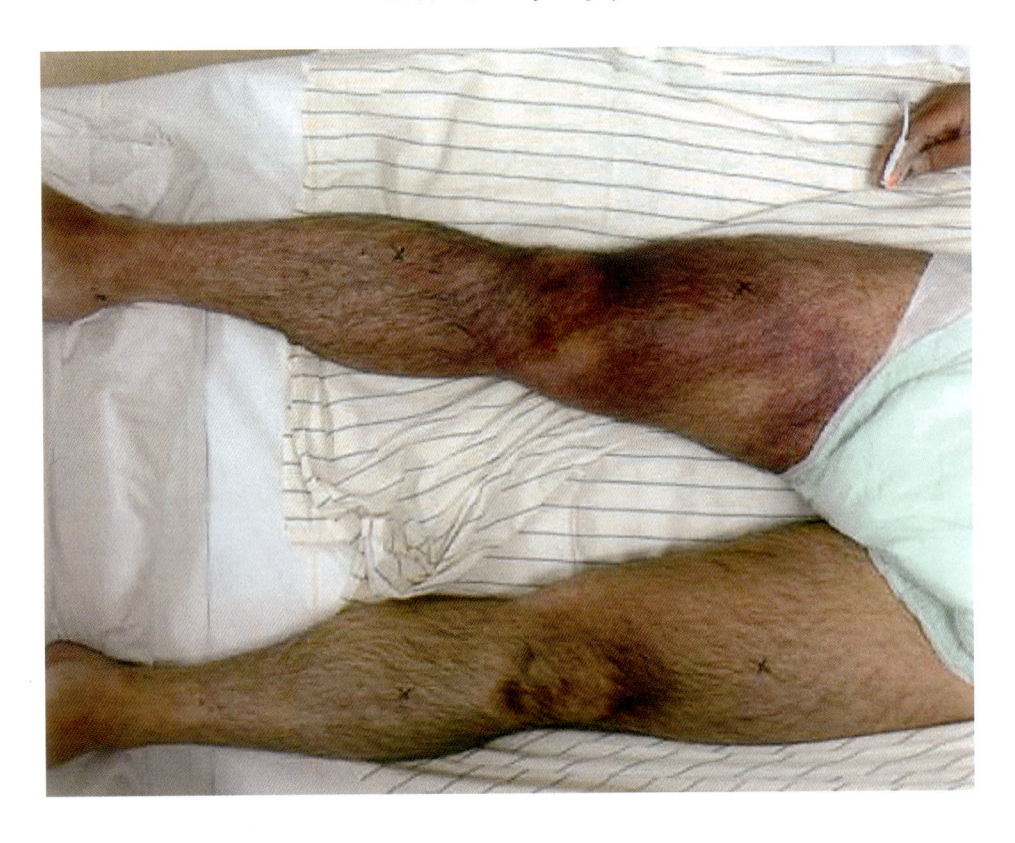

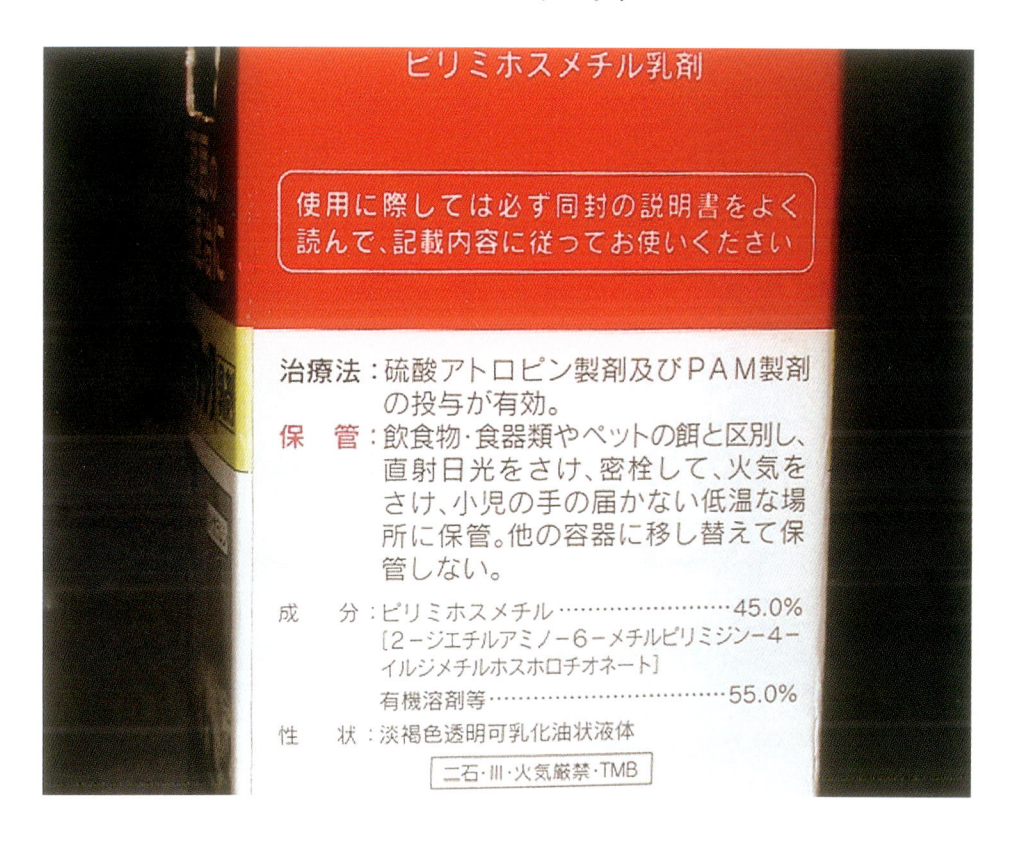

No. 7 写真　　　　　　　　　（D　問題41）

ピリミホスメチル乳剤

使用に際しては必ず同封の説明書をよく読んで、記載内容に従ってお使いください

治療法：硫酸アトロピン製剤及びPAM製剤の投与が有効。

保　管：飲食物・食器類やペットの餌と区別し、直射日光をさけ、密栓して、火気をさけ、小児の手の届かない低温な場所に保管。他の容器に移し替えて保管しない。

成　分：ピリミホスメチル……………………45.0%
〔2－ジエチルアミノ－6－メチルピリミジン－4－イルジメチルホスホロチオネート〕
有機溶剤等……………………55.0%

性　状：淡褐色透明可乳化油状液体

二石・Ⅲ・火気厳禁・TMB

| JCOPY | 〈(社)出版者著作権管理機構 委託出版物〉
本書の無断複写は著作権法上での例外を除き禁じられています。
複写される場合は、そのつど事前に、下記の許諾を得てください。
(社)出版者著作権管理機構
TEL.03-3513-6969　FAX.03-3513-6979　e-mail：info@jcopy.or.jp

第35回　救急救命士国家試験問題　解答・解説集
〔付；第34回救急救命士国家試験（追加試験）〕

定価（本体価格1,800円＋税）

2012年 5 月25日　　第 1 版第 1 刷発行
2013年 2 月25日　　第 1 版第 2 刷発行
2014年 6 月11日　　第 1 版第 3 刷発行
2017年 6 月15日　　第 1 版第 4 刷発行

監　修　　山本　保博
発行者　　佐藤　枢
発行所　　株式会社　へるす出版
　　　　　〒164-0001　東京都中野区中野2-2-3
　　　　　☎ (03)3384-8035〈販売〉
　　　　　　 (03)3384-8155〈編集〉
　　　　　振替 00180-7-175971
印刷所　　広研印刷株式会社

ⓒ Yasuhiro YAMAMOTO, 2012, Printed in Japan　　〈検印省略〉
落丁本，乱丁本はお取り替えいたします。
ISBN978-4-89269-772-2

さらなる知識の向上を目指す救急救命士のみならず
初期研修医・看護師など救急医療を担うすべての医療従事者必見!!

AMLS
ADVANCED　MEDICAL　LIFE　SUPPORT
日本語版
観察に基づいたアプローチ

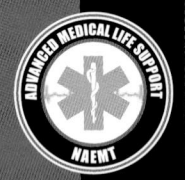

NAEMT

監訳 坂本　哲也〈帝京大学〉・谷川　攻一〈福島県立医科大学〉

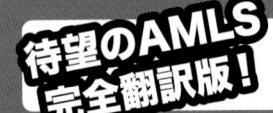

待望のAMLS
完全翻訳版！

■ 病院前で適切な臨床判断を下す「AMLS評価手順」が身につく
■ 多くの救命につながる知識を学べる

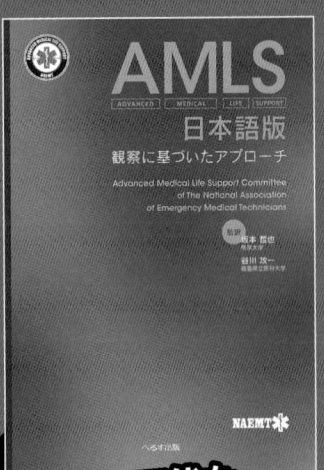

外傷以外の疾病患者に対する対応にはじまり、
神経、呼吸、ショック、腹部、感染症、中毒・有害物質・大量
破壊兵器について、9章に分かれて詳述されています。
さらには、APPENDIXとして、
AMLS評価手順、12誘導心電図、臨床検査の基準値、
迅速導入気管挿管、薬剤、についてまとめられています。
巻末の用語集には各章の重要な用語も掲載！

特徴
- 各章の冒頭に提示されている「シナリオ問題」を念頭に読み進んでいくと、章のおわりで「シナリオ解説」がなされ実践演習が可能となる。
- さらに各章の最後に掲載されている「確認問題」を解きAppendix Fにまとめられている「確認問題の解答」を熟読すると、各章の冒頭に掲げられている目標を達成できる。

見どころ
- 現場で役立つ記憶法が満載！
  日本でおなじみのものもそうでないも
  のも必要な知識を簡単に暗記できる！
- 「ご存知でしたか」の項目から最新の知見が得られる！

定価(本体12,000円+税) A4判／580ページ
ISBN978-4-89269-887-3

切り離し可能な
付録付き！！

本書の根幹を成す「AMLS 評価手順」をはじめ「一般的な臨床検査値」「厳選された一般的なトキシドローム」
「12誘導心電図のリード装着」が記載された付録をポケットに入れて持ち歩ける！

へるす出版

〒164-0001　東京都中野区中野 2-2-3　TEL 03-3384-8035　FAX 03-3380-8645
http://www.herusu-shuppan.co.jp